頭薦骨療癒書

從我的手，將光和愛傳送給你

FROM MY HANDS AND HEART

ACHIEVING HEALTH AND BALANCE WITH CRANIOSACRAL THERAPY

凱特・麥金農 *Kate Mackinnon* 著　　王君丰、張佳棻 譯

獻給克萊爾（Claire）與海米什（Haimish）

——我生命中的光與喜悅

並以此書紀念約翰・優普哲博士（Dr. John Upledger, 1932-2012）

各界讚譽

「《頭薦骨療癒書》是本很棒的指南手冊，可以幫助你初步了解頭薦骨療法（craniosacral therapy, CST）的療癒力量。從凱特的描述到她的個案分享，你可以從中看到，頭薦骨療法如何在促進健康與生命平衡上扮演重要角色。除此之外，你也將學習到一些實際的方法，把頭薦骨療法的經驗與你人生中的每一天結合在一起。」

——蘇珊娜．絲克莉莒芮娜（Suzanne Scurlock-Durana）

「從核心療癒」（Healing from the Core）課程創辦人

著有《全身臨在：傾聽身體的內在智慧》

（*Full Body Presence: Learning to Listen to Your Body's Wisdom*）

「凱特把各個臨床個案經驗巧妙地編織到文章中，精準且完美地詮釋頭薦骨療法的先決要素，也就是傾聽案主的內在智慧以及每個個體背後的故事，相信他們的身體知道自己需要什麼。她的熱忱、知識，加上以身作則地定期接受頭薦骨療法，完全展現了頭薦骨療法祖師爺約翰．優普哲博士（Dr. John Upledger）的精神。凱特本身就是頭薦骨療癒師的一個優良典範。」

——凱蘿．麥克萊倫（Carol McLellan）

國際優普哲機構（Upledger Institute International）頭薦骨療癒師

「凱特這本講述頭薦骨療法的書非常獨特。通常關於頭薦骨療法的書籍不外乎落入三種形式：專業的醫學教科書、案例報告（個案療癒結果彙整），以及個人頭薦骨療法的經驗旅程。凱特的書最特別之處在於，她把這三種形式融合在一起，讜言嘉論地將自身的頭薦骨旅程及成為療癒師的歷程娓娓道來。此書內容包含豐富的頭薦骨療法技術資訊，讓有興趣的讀者了解這個手法，並且列舉了案主被療癒的經驗，同時以熱情又不失謙遜的態度，分享自身在療癒之路上的成長經歷。我強烈推薦此書給對替代療法或頭薦骨療法有興趣的讀者。」

——提姆．哈頓哲學博士（Tim Hutton, Ph.D）

頭薦骨療癒師

目錄

6 量身打造專屬於你的頭薦骨療法

這首詩出自南西・拉文（Nancy Levin），靈感啓發自她的頭薦骨療法經歷，已獲作者本人慷慨允許分享於此。

完整

她手導航
在我的軀體地圖上，
震動與靜止交替的律動
發射出節律
讓我接受到那些躲藏的訊息
詮釋它所有的訴說。

這是一條通往了悟的旅程，
深埋在我的本質中，
我是被愛的。
不管我做什麼，或我不做什麼，
就算我什麼都不做，我也是被愛的。

但要如此相信，需要勇氣。
我在我身上找到它。

我的身體，
一個寶藏盒，
細胞的祕密被它鎖上，

直到那一刻，準備好要釋放。

我的體內，
愛一開始的發展是渴望。
這一道道的牆，有著細胞的記憶。
徘徊、縈繞。

繃緊的皮膚，
包不住骨頭
在乾燥的沙漠裡
注入了生命
擴充、延展

滋養並再度微調
然後漂浮。

感覺回到了這裡，
我還是屏著氣息，
人生初次感到如此充實。

我的能量混亂。
就算雙腿想奔跑，
我感覺腳已開始尋根，
找尋安全的泉源，讓我茁壯。

我找到扎根的感覺
也就是滋養我的根源
它正在向那直覺的手
尋求協助。

我的身體，
曾是堅實的堡壘，
正在渴求被造訪
再度被造訪。

就像這樣融化開來，
在經年的凝凍過後，

火焰與祈禱的波動
將我釋放，
終於找到那條道路
從我的心，
揭開了療癒之路。

緊接著的是軟化，
我才明白愛
以不同的形式被彰顯：
在燭火中
在親吻與和平的祝福中
在環山瀑布的白雪裡。

我的身體融化，
沒有了輪廓。

我的思緒，
第一次被自己擁有。

當我的碎片
回歸或到達這裡，
我只渴望感受
內在生命的升起和隕落。

然後現在，

以前那些曾被我用來定義自己的，
全都褪去了。

只花了一時半刻
發覺
一直以來，我都是
完整的。

【推薦序】

一個新的療癒境界

幾年前，我對頭薦骨療法❶一知半解。有幾次，我接受自稱頭薦骨療癒師的治療，很遺憾的是，治療過後，我完全沒有感覺到任何改變或改善，基本上就是一個小時放鬆的狀態，然後我向療癒師道謝。就這樣。雖然如此，我並沒有對頭薦骨療法的潛力失去信心，我只是抱持著懷疑的心態：什麼只要感覺律動、然後延伸觸碰，就可以移動這些肉眼看不見的能量？就像是百老匯音樂劇《歌舞線上》（*A Chorus Line*）唱的：「我試了，但我什麼也感覺不到。」

直到二〇一〇年二月，就在我剛被診斷出慢性淋巴性白血病之後不久，遇到本書的作者凱特・麥金農和她絕妙的頭薦骨療法，才開始我一連串的驚豔。當時我的能量很低落，而且面對人生新挑戰的震驚還未平復。幸好老天保佑，讓我遇到這位優秀的療癒師，於是我開始接受一天兩次頭薦骨療法，持續了幾天。

在我第一次接受凱特治療的一開始，我躺在按摩床上，感受到一股能量通過我的整個身體。那次療程，給予了我革命性的體驗。結束之後，我感到一股巨大變化——一個我無法定義的東西在我的頭裡面發生，然後一路往下通過脊椎。我感覺自己好像重新被充電，變得更輕了。我感激上帝在我人生最艱難的時刻，爲我送來了一位超凡的女士。

凱特每天幫我治療兩次，總共治療了四天。其中兩次還是我漂浮在海面上讓她治療。相較於坊間一般醫療風險高、更難以忍受的治療模式，這種介入提供了療癒能量，讓我從一開始的抱持懷疑態度，轉變成堅信不移。

譯註：

❶頭薦骨療法（craniosacral therapy, CST），或稱顱薦椎治療。為求與已出版的書籍統一，本書將全程使用「頭薦骨療法」一詞。

我現在已經七十幾歲了，年輕時的我可是個非常活躍的運動員，跑過很多競賽馬拉松、三十多年來每天打競賽網球、做瑜伽和長距離游泳。如今，我的身體對這些高強度身體活動的反應接踵而來——到處疼痛，無法打直身子。我發現凱特．麥金農這種以「輕觸」爲主的頭薦骨療法，對我來說就像奇蹟一般，幫助我趕走了那些惱人的不適。

我稱呼凱特爲「奇蹟工作者」。這位女士的手法正面且積極地影響了我，令我印象深刻，於是我邀請她療癒我的其他家庭成員，並且介紹我的很多朋友和同事給她。沒有例外地，每一個接受凱特頭薦骨療法的人——就算是那些質疑能量醫學，以及懷疑任何沒聽過或沒有醫學實證的治療——也都跟我有一樣的反應。

在我最近出版的一本書《夢想的顯化藝術》（*Wishes Fulfilled*）的前言中，簡短地提到一位凱特治療的年輕女性妮可萊，她歷經嚴重的貝爾氏麻痺（Bell's palsy），後來臉部麻痺的症狀在短時間內改善很多，這一部分得歸功於凱特的介入。

二〇一一年在一次稱爲「體驗奇蹟」（Experiencing the Miraculous）的旅程中，凱特去到了義大利的阿西西（Assisi）、法國的盧爾德（Lourdes）、以及波士尼亞的梅久戈耶（Medjugorje），提供頭薦骨療法給一群與我一樣走在靈性追尋道路上的旅伴們。毫無疑問地，每一個接受她療癒的人，最後的結論都是：「她好驚人！我好久沒有感覺這麼棒了！」接二連三地，每當我介紹人們給凱特治療，最後都會得到這樣的讚嘆。這種感覺就好像是我的靈魂接受按摩一樣，凱特把頭薦骨療法提升到了一個新的療癒境界。

頭薦骨療法確實令我印象深刻。當你把自己交託給一個受過良好訓練的療癒師時，不僅能提供你療癒，還會帶給你幸福感以及個人的內在空間。因此，我邀請凱特寫一本書，分享如何藉由頭薦骨療法達到平衡的境界，並獲得嶄新的健康身體。於是，她把多年來累積的研究和經驗寫入這本書裡，接下來你將會閱讀到它們。

我非常開心能夠爲這本傑出的作品撰寫推薦序。這眞是一本寶貴的書，裡頭包含了舒緩身體長久以來所累積的緊張和壓力的實際運用技巧。這並不是一本給想成爲頭薦骨療癒師的手法教學書，而是爲了那些想要讓自己感覺更好、舒緩惱人的身體不適的一般大眾而寫，此書提供他們認識除了處方藥物、甚至更激進的介入（比如手術）以外的一個療癒方式。

長久以來我一直相信，每一個問題都有其靈性的解決方法。過去這幾年，我接受凱特的治療超過五十次，並觀察她一路上幫助了這麼多朋友、同事和家庭成員，深深感受到她強大的療癒性靈。這是一種微妙且直覺性的療癒介入，而凱特也把自身的靈性直覺注入這本書中。

經過了多年的研讀和練習，凱特開始對自己能夠透過手與心感知到東西的能力信心漸增，並且有技巧地把這些微妙的療癒覺察記錄在此書頁裡。我熱切地推薦這位技巧高超、直覺的靈性療癒者，並以身爲她的朋友和工作夥伴而感到驕傲。

我鼓勵你仔細閱讀這位優秀的老師即將提供給你的訊息，了解到頭薦骨療法乃是極端的一般醫療選擇之外的一種替代療法。我把握每一個被凱特做頭薦骨療法的機會，視它爲身體靈性能量的開啓。請抱持開放、無執的心胸，認眞閱讀這本書。你可能從來沒有考慮過這種療癒選擇，但它卻能提供你一條道路，讓你能夠更接近健康與幸福。

自從那天與凱特相遇，被她技藝超凡的手療癒過後，頭薦骨療法就成了我生活的一部分。凱特優雅的心以及爲我療癒的意念，讓我想到詩人愛默生（Ralph Waldo Emerson）的觀察：「神悄悄地進入到我們每一個人之中。」對我而言，凱特就像是上帝得意的助手，她爲我打開了一扇門，讓我到達一個從來沒有想像過的境界，一個充滿喜悅、療癒及幸福的地方。願你在我的頭薦骨療癒師凱特的陪伴下，開始自己的旅程，並從中體驗到我所說的。你已經準備好要啓程了。

——韋恩．戴爾博士（Dr. Wayne W. Dyer）

自我開發領域的演說家和作家

【作者序】

藉由輕觸，撫慰疾病的源頭

自從我第一天當物理治療師開始，就觀察到患者們的情緒和心靈狀態，深深地影響著身體的健康狀態。我在一些患者開刀前遇到他們，但凡術後復原情況良好的，往往是那些視手術爲協助他們往人生旅途下一站探險的人們，他們樂觀的態度影響了手術預後。相反地，有些患者來到醫院的時候，淡漠地表示他們就是來這裡受死的，此後不管提供他們什麼藥物、手術或治療，都沒有辦法改變他們選擇的道路。

由於我接受的是傳統西方醫學訓練，一開始總覺得要把患者主觀的感覺、感知與治療效果聯想在一起，實在怪怪的；但經過了一段時間與多次觀察，我發現我們的情緒狀態確實影響並左右著我們生病及復原的狀況。舉例來說，當我們有壓力的時候，我們的神經系統就會激發「戰或逃」反應。我們許多人都因爲某些原因而活在一個持續警戒的狀態中，這樣的狀態讓我們的神經系統往上攀高，使我們無法自我修復得很好。

雖然我的物理治療老師堅稱我們是在做全人（整體）療癒（holistic approach），但我們做的事情實際上感覺起來卻是生硬、雜亂且脫節的，根本沒有「整體」的感覺。我們被教導要把東西機械性地拆解著看，並專注在身體的症狀（比如關節活動度減低、胸痛或呼吸急促），加上正確的測試結果，最後總結預後和治療計畫。我們認爲如果測試檢查結果是對的，治療就會有效果，但與此同時，患者的情緒狀態，也就是神經系統狀態，並沒有以同樣縝密的方式被評估。

當我第一次上頭薦骨療法課程的時候，我才明白如何用一個眞正全人的方式介入，支持人們自我療癒。頭薦骨療法不但可以幫助我們療癒患者的身體症狀，也可以舒緩埋藏在體內的壓力。當我療癒案主的時候，他們長久以來的病症得到了改善，受傷復原，慢性疼痛、顳顎關節、下背部和頸部的張力也不見了，並且再也沒有復發。一般傳統醫療可能包含止痛藥、拉筋運動或手術介入，雖然這些對於減緩疼痛具有立即的效果，但並沒有處理到真正的源頭，以及避免未來同樣的病徵從其他身體部位爆發開來。在我的診療床上，透過頭薦骨療法，可以直達患者的病症源頭。

頭薦骨療癒師可以藉由輕觸來定位身體對於壓力及傷害的反應（有時候是來自最近的意外或疾病，有時則是很久以前的創傷），然後協助身體釋放它們，這樣一來即可舒緩疼痛及不適，並且促進療癒。頭薦骨療法是療癒師與案主之間的一種合作關係，共同閱讀身體發出的訊息，找到夾藏著緊張與壓力的地方。只要我們注意身體所傳達的訊息，我們就更有機會再度整合起來。

♥ ♥ ♥

我常常被問到：「你當初是怎麼接觸到頭薦骨療法的？」一開始，我在一九八〇年代末期於蘇格蘭接受物理治療師訓練（復健師），然後到牛津和倫敦的醫院工作，在各個領域都待過一段時間之後，決定專攻兒童物理治療，最後帶領一群社區兒童物理治療師團隊。

我頭一次聽到頭薦骨療法，是我在治療一名腦性麻痺的兒童時。當她的家屬告訴我這個療法的時候，我非常懷疑。現在回過頭看，當時的我其實姿態高傲。我因爲錯誤地將患者的預後占爲己有而感到備受威脅，我過時的治療師—患者關係，讓我認爲我才是那個唯一知道什麼對患者最好的人，而且只有我能掌握治療的方向。我當時認爲家屬是因爲我的治療沒效，所以想要尋找其他的介入。現在，我已能看清這樣的想法其實對患者並無益處，並且還主動鼓勵他們找尋其他療癒方式。

頭薦骨療法再度吸引了我的注意。我的朋友帕歐拉爲了複雜的口腔問題去看牙醫，在那之前，她先接受了頭薦骨療法。療癒過程中，她歷經了驚人的釋放和洞見，發現原來她對於母親過世的哀痛，一直持續消耗她自我療癒的能量。僅僅接受頭薦骨療法過後，她不再需要經歷原本複雜的口腔治療，整個治療過程比一開始預期的要單純多了。

聽完了帕歐拉的經驗分享，我決定前往參加一個兒童物理治療研討會的頭薦骨療法示範。不像其他的治療手法，對於旁觀者而言，頭薦骨療法的手法往往看起來並沒有在幹麼，其實還頗無聊的。儘管如此，對於施做者及接受療癒的人而言，卻可以感覺到身體一直有事情在發生。示範結束的時候，我其實還不太清楚這究竟是什麼樣的療法，但接受者得到的療癒效果吸引了我。一直到我搬到舊金山灣區，辦理了一堆手續，取得加州物理治療師執照，我才上了人生第一堂優普哲機構開設的頭薦骨療法課程。從此，我就被迷住了。

我想要藉由這本書跟你分享我的旅程，讓你可以一窺你身體裡暗藏的祕密，並且學習釋放那個健康的你。或許你聽過頭薦骨療法，但完全不知道那是什麼；或許你正在尋求健康問題方面的希望、新的選擇和解決方案；又或許你正在接受頭薦骨療法，卻尚未完全明白它的運作機制。

我的目的是解釋這個有效的療癒背後的科學原理，幫助那些沒有醫學背景的人了解。你也會閱讀到一些關於面對各種健康挑戰的人們，使用頭薦骨療法支持他們康復的過程。這些案例都可以讓你更了解頭薦骨療法的理論，以及它的實際運用。

我的許多案主都說，他們不知道如何描述一些療癒過程中的感覺，而且很難形容給他們的朋友聽。這其實也是描寫或述說頭薦骨療法其中一個困難的地方，因爲這種療癒不只有身體的層面，還包含能量層面，所以很難用文字描繪出來。在本書中，我會嘗試給你一個實際的架構，讓你能夠在架構中認識這個療癒模式。

♥ ♥ ♥

寫這本書還有另一個困難點，那就是選擇要納入的內容。因爲這個領域的發展歷史悠久，且操作和運用的範圍極廣；不僅如此，它還持續在演變當中。我是在優普哲機構接受訓練，優普哲機構是由約翰．優普哲博士創立，他也是頭薦骨療法的始祖。優普哲機構專門執行頭薦骨療法相關研究並發展嚴謹的課程，以培養臨床療癒師。坊間也有其他學校單位開設頭薦骨的相關課程，訓練出許多很有能力的療癒師。很多人都在探究不同學派的優缺點，到頭來我認爲，其實我們都在探討同樣的身體與靈性層面，只是以不同的方式在闡述這個理論架構。

如果你想要更深入的了解頭薦骨療法，坊間有許多很棒的書是專爲療癒師所寫的，內容主要講述專業手法，而且都是奠基在優普哲的理論和實際操作上。但我發覺雖然市面上已經有很多相關書籍，卻似乎少了一本書，可以讓一般的門外漢認識頭薦骨療法、啓發他們接受頭薦骨療法，以及給予他們一個新的工具，讓他們有不一樣的體驗。

我建議你在閱讀這本書的時候，從前面開始依序往後看。第一章介紹這個療法的大概輪廓，並且解釋頭薦骨療法如何深入連結我們的身體功能與能量部分。第二章會提到頭薦骨療法的歷史發展，以及頭薦骨療癒師需要接受的訓練，同時還會有頭薦骨課程內容中會帶到的理論和手法解釋的部分。第三章我們會討論到接受一般頭薦骨療法時應有的期待，以及可能體驗到的改變，也就是療癒結果。第四章我們要探索優普哲頭薦骨療法最重要的基礎概念之一——內在智慧。你將會讀到一些案例，關於身體如何在適當的支持下進行自我療癒，並且學習如何支持你自己的療癒過程。在第五章，你會看到一些臨床案例，了解在眾多病症中，哪些是頭薦骨療法可以協助解決的狀況。

最後三個章節會提供你一些方法，讓你可以主動地參與自我照顧，並且讓頭薦骨療法的效益發揮到最大。第六章會討論如何找到對的療癒師，以及頭薦骨療法如何與你正在接受的其他治療相互搭配。第七章會給你一些實質的例子，讓你了解如何維持療癒後的效果，讓你不論是在診療床上或在家中，都可以從頭薦骨療法獲取最大的好處。最後，在第八章裡，我會解釋一些簡單的操作技巧，讓你可以施做在自己、朋友和家人身上。書本的最後會附上詞彙解釋，讓你可以查詢頭薦骨療法的相關專業詞彙。在後面參考資源的部分，提供了許多書目、網站資源和療癒師，讓你可以做進一步學習。

我相信《頭薦骨療癒書》會爲你帶來很棒的閱讀體驗，使你更了解頭薦骨療法，然後跟我一樣愛上它。

1

頭薦骨療法的定義

我還清楚記得自己第一次接受頭薦骨療法的時候。當我的療癒師開始治療我時，我感覺到這是一個前所未有的療癒體驗。雖然我沒有開口，她的手卻精確地放在我想要她放的位置，而且完全不會疼痛。

在療癒的過程中，我漸漸清楚到一個事實——我還沒有從前幾週流產的悲痛中走出來。由於我不再哭泣，而且已經開始正常生活，我以爲我已經走出陰霾了。但在療程的第一個小時中，我才發現，原來我的身體和我的心都還受困其中。肉體上，我開始感覺骨盆的地方更打開、更放鬆了。在療癒過程以及療程結束後，我發現自己陷入了更深層的哀慟，淚水涔涔落下，療癒著我。令我驚訝的是，我居然能夠如此安全而自然地在我的療癒師面前敞開。當時的我還不習慣表現情感，相反地，我習慣把這些不舒服的感受和感覺壓抑下來。然而，療程過後，除了深層悲傷的感覺，我感受到平靜而放鬆，而且這股平靜繼續陪伴著我。無庸置疑地，我知道我必須繼續接受這樣的療癒。

我只接受了一次頭薦骨療法，就離不開它了。我渴望更深入地了解這個手法，就這樣踏上了這條人生使命的旅程。我的許多案主也跟我當初一樣感到好奇，他們想知道這到底是什麼樣的療程？是基於什麼原理機制？爲什麼他們會有療癒過程中的那些感覺？還有爲什麼我的手會剛好放在他們最需要被撫慰的地方？案主們總說他們無法形容躺在診療床上的感受，但同時又知道這些感覺是重要且眞實的。我最常聽到案主說：「我知道自己的感受，但我不知道要怎麼跟我的朋友解釋。」

對我而言，想要了解頭薦骨療法最好的辦法莫過於親身體驗，然後把這個體驗所得到的感覺納入身體。不過，這個答案只能根據你自己的體驗來了解。也就是說，頭薦骨療法是非常個人化的，每次的療癒都是根據你每天、每個當下的需求而量身打造，所以你的體驗會有成千上萬種。不僅如此，每個療程也會用上不同的技巧，因此，療癒過程中的覺察和經驗也很個人化。頭薦骨療法體驗也受療癒師影響，根據每位療癒師的技術與經驗值、療癒師自己接受治療的量、療癒師與案主的契合度、以及療癒師本身具備的其他技術等等。雖然如此多變，還是有一些基本規則可以讓你有個概念，知道自己躺在床上的時候可能會經驗到什麼。

在這一章，我會跟你解釋頭薦骨療法在我們的身體及能量層面上是如何運作的，然後我會給你一個個案分享，是有關一位案主接受頭薦骨療法之後，不只改善了他的慢性疼痛，還幫助他釋放了身體長期積累的疲勞，進而改變了他人生的許多面向。

輕觸的力量與安全性

對於頭薦骨療法，我聽過最言簡意賅卻十分完整的定義是：「輕觸的療癒力量」。這其實是優普哲機構宣傳小冊最前頁的一句話，儘管好像很簡略，但其眞實意義確實是如此。每次當療癒師被問到什麼是「輕觸」的時候，他們大都只是描述整個療癒的過程，但這樣的回答往往無法讓聽的人滿意，因爲這樣的講法無法讓人明白他們可以如何從療程中受益，或者應該期待有什麼樣的體驗。而且如果療癒師不知道案主詢問的背後動機，就會開始枯燥地列出各種頭薦骨療法可以幫助的適應症，但這根本不是它眞正的定義。

頭薦骨療法是一個非常有效果的輕觸療法，可同時針對整個身體以及疼痛和功能障礙的源頭。最大的原因是，我們的身體其實已經竭盡所能地從我們生活中所經歷的創傷壓力和勞損中，找出一條最完美的自我代償活路。生活經驗中的創傷，像是慢性壓力、孩童時期摔跤或生病，舉例來說，童年時從樓梯上摔下來，跌坐在尾椎上，身體便會開始想要著手解決疼痛和僵硬，於是讓尾椎稍微向前彎曲。這麼做雖然暫時減低了尾椎處的僵硬感，長期下來卻會一路向上扭扯到整條脊椎。當這樣的自我解套方式再也不管用，或者身體有太多創傷，以至於無法舒服地正常運作，我們就會開始感覺疼痛或不適。

運用頭薦骨療法，我們發現只要提供適當的支持，身體就會自我療癒，創造一個客製化的解決方案，處理掉任何造成不適的因素。總括來講，療癒師把手放在與問題源頭最相關的身體部位，然後在物理層面（身體）與能量層面上給予支持，讓任何身體需要的矯正發生。由於接受過訓練，療癒師的手可以高度敏感地偵測到身體組織的改變。在偵測案主身體改變的過程中，療癒師的手也會去跟隨這個改變，而非擅自決定要怎麼移動案主的身體。這是頭薦骨療法與其他身體工作最大的不同之處。

安全、輕巧的碰觸，是這個療癒手法的前提，而且它的效果強大。在所有文化中，人類早在遠古時代就開始用碰觸來支持其他人的療癒過程。我們對碰觸的需求深植在神經系統中。其意義有多重大？舉個例子，一個嬰兒如果沒有接受到足夠的碰觸就會死亡。

回想你人生中遭遇許多壓力的時刻，你總是能夠從壓力中解脫嗎？事實上，在經歷巨大壓力的時候，最好的支持即是來自你與朋友或愛人的肢體接觸。碰觸是個意義深遠的行動。當你處在最艱難的時刻，最需要的就是朋友把手放在你的肩膀上、坐在你身旁，然後在適切的時刻給你一個擁抱。

我們全身皮膚富含神經末梢，這些觸覺感受器就是設計來對碰觸做出反應。當我們的身體接受支持而非侵入性碰觸時，我們會感到放鬆。有一種碰觸會帶給你一種「被傾聽的感覺」。在頭薦骨療法中，我們稱它爲與組織「融合」（blending and melding），也就是這個手法的基石。一位經驗豐富的療癒師會有精確的手感，可以用最小的介入力道來感覺身體不同結構組織（如骨頭和軟組織）正在發生的事情。當人們第一次接受這樣的碰觸時，大概會這樣描述：「我沒有辦法區別你的手和我的身體，感覺它們好像融合在一起了。」

頭薦骨療法的物理本質

「頭薦骨」可以拆解詮釋爲：頭骨，亦即我們的顱骨；薦骨，也就是薦椎，一個三角形的骨頭，位於我們的脊椎末端，連接我們的腰椎及尾椎。這就是頭薦骨系統最外面邊界的兩個結構。你可以一手放在頭上，另一手放在薦骨，去感覺頭薦骨系統的這個邊界。要怎麼找到薦骨呢？你可以從背部沿著你的脊椎一路往下，當你覺得已經到達最下面那節脊椎的時候，表示你的手已經在薦骨上了。

這兩個骨頭，也就是頭骨與薦骨，提供我們的大腦和脊髓一個堅硬的外層保護，而大腦和脊髓就是我們的中樞神經系統。這些結構進一步被骨頭內襯的膜（顱內膜）支持著，膜的裡面還充滿液體，作爲大腦和脊髓的防震系統。頭薦骨系統是你存在的最核心，如果這個系統受到干擾，就會衍生出疾病或整個身體的不和諧；同樣地，身體的問題也會反應在頭薦骨系統上，讓系統產生壓力。

頭薦骨系統裡面的液體叫作腦脊髓液，對於頭薦骨手法至關重要。在我們的整個生命過程中，腦脊髓液使我們有著微妙的律動——頭薦骨韻律（craniosacral rhythm, CSR）。這個律動發生在頭薦骨系統裡，來自液體不斷上升與下降的壓力，而且可以在身體的任何部位感覺到。多數成人的律動週期爲每分鐘十至十二次，頭薦骨療癒師就是藉由這個頭薦骨韻律提供的資訊，決定療程的進行。他們藉此評估整個身體的功能狀況，並且準確地定位出身體最面臨挑戰的地方。這點非常重要，我最敬重的其中一位老師就跟他的學生說：「如果你沒有專注在律動，你就不是在做頭薦骨療法。」

雖然我在念物理治療的時候就已經接受解剖學和生理學的扎實訓練，學習頭薦骨療法的相關細部解剖則讓我更深層的拓展解剖學知識，這些包括了每一塊顱骨之間的關係，以及裡面支撐腦部的液體。這樣的精細度不但幫助我認識頭薦骨系統的生理組成，了解這個系統的順暢對身體其他系統的重要性，也讓我充滿感恩與讚嘆。

頭薦骨療法的能量本質

你不需要相信頭薦骨療法的能量層面，也可以接受療癒。你甚至可以完全不提及「能量」一詞，也可以獲得有效的療癒。身體感受到的任何改變，都可以用我們已經熟悉的字彙來描述。舉例來說，我可以問案主是否感覺到一股熱能，從我正在療癒的部位發散出來。這其實就是能量釋放，只是好像說「熱能」釋放會比較「準確」。這種簡單又實在的描述方式可以幫助正在接受或給予頭薦骨療法的你，讓你不需要為了讓療程有效，而逼著自己去相信「某些東西」的存在。

有些人在聽到「能量」或「能量治療」時會感到不舒服，但如果你停下來想一想，我們來到這個世界上其實就是以能量的形式存在著。嬰兒對環境非常敏銳，而且似乎有超乎常人的能力，可以感覺到周遭正在發生的事。媽媽們都會說，當她們覺得有一點身體不適的時候，她們的小寶貝就會剛好鬧起脾氣（對我而言，我那對雙胞胎誕生後，我的情況就是雙手抱著兩個鬧脾氣的小鬼）。

當我在療癒朋友的新生兒時，小嬰兒的這種判斷能量意念的能力完全表露無遺。她是一個才出生一天的小女娃，在家裡出生，正熟睡著。當我抱著她，輕輕地感受她的頭薦骨韻律時，她突然睜開雙眼，直視著我，就好像在說：「你知道要做什麼嗎？」然後很快地，她又闔上雙眼，同時我感覺到一個我剛剛發現的受限得到釋放。我猜我通過了她的測試。

人們對碰觸很熟悉。我們可以看見並且感受到碰觸！但能量則不同，我們可以感受到但卻看不到。而且最矛盾的是，當你可能覺得擁抱你的朋友和愛人或者揉背等等這些碰觸很舒服時，大部分的人卻無法接受「能量治療」的說法，就算擁抱的舒服感和揉背的支持感其實都來自能量。無論如何，能量並沒有某些人想的那樣詭異，因爲每個人一定都有這樣的經驗——你感覺到背後有人在注視你。我認爲我們其實無時無刻都在使用我們的能量意識，也就是俗稱的第六感。

我們都是能量存有，任何原子間的震動都是能量，就算是構成原子的那些微粒子也都在震動。在美國原住民神話裡，石頭有著自己的震動，也就是說，石頭有能量。我剛搬來美國聽到這個說法時，覺得匪夷所思，但現在卻覺得這樣的概念非常眞實。世界上每一個物品都是由分子組成，有著自己獨特的運動和震動。當我們更進一步看著我們的四周，就會發現，每樣東西都有震動，並且蘊藏著內在智慧。

就算是在對抗醫學（allopathic medicine）的治療方式裡，也有能量交換的發生。舉例來說，放射性治療被用來治療癌症，超音波則被用來減緩疼痛和發炎反應。其實碰觸也有能量交換的成分，它可以深刻地影響我們的狀態。身爲頭薦骨療癒師，我們學會要去覺察這些身體能量系統的改變。大部分時候，當療癒師覺察到案主的身體能量有所轉變時，案主同時間也會感覺到身體有反應，而常見的反應是一股放鬆的感覺——感覺身體變軟、變輕、變得開闊。

在不同的情境下使用頭薦骨療法

頭薦骨療法可以與大部分的醫療介入完美結合。不論是來自西醫背景或者有替代療法背景的療癒師，都把頭薦骨療法融入他們的工作中。從醫師、牙醫、物理及職能治療師、針灸師、按摩治療師、到其他各種類的治療師，不論來自何種專業背景，都使用頭薦骨療法。打從優普哲機構創立三十多年以來，在世界各地六十多個國家中，有超過十萬人至少上過一堂機構開設的頭薦骨療法課程。我認爲會有這麼多人使用頭薦骨療法的原因之一，是因爲這個手法作用於人體的結構、功能及能量系統，是對抗醫學和能量醫學的完美結合。

頭薦骨療法不會取代任何其他的治療，相反地，它可以與大部分的治療結合，不論是主流的療法還是替代療法，都可相互助益。我有許多醫療需求複雜的案主，而我只是他的醫療團隊的其中一員。通常我都在自己的工作室療癒案主，但有時候我必須到醫院去治療他們，這時我的角色就是支持他們的醫療團隊，讓整個治療結果可以成功圓滿。

舉例來說，不管手術醫師的開刀技術有多高竿，手術本身對身體來說就是一種創傷，身體需要從這個創傷中復原。除此之外，麻醉也會造成身體受到化學性的影響，而插管本身也是侵入性的。若沒有接受協助，身體可能會在術後很不舒服。雖然手術部位已經癒合，但身體癒合的過程中，會在傷疤處或甚至更深層、更遠處留下一些緊繃和張力，導致接踵而來的疼痛和活動受限。

頭薦骨療法可以幫助身體更有效率地自癒，找到釋放受限和張力的途徑，進而舒緩疼痛並增加活動度。當身體處在張力下，就需要付出更多的努力去代償，同時消耗更多能量並創造張力。一旦我們不需要爲了代償這些受限而過度消耗能量，我們就有更多剩餘的能量使我們感到特別有活力。

我也療癒那些頻繁接受牙齒治療的案主。要知道，口腔頂部和構成大腦空腔的頭骨密不可分，尤其有時候牙齒治療需要滿大的力道介入，這樣的力道會造成口腔組織產生一些扭轉或剪切的張力，不只會導致下頷失衡，還會影響神經系統的功能順暢度。如果我們從物理結構—功能的角度嚴格地審視，頭薦骨療法可以直接幫助到臉部和下頷的骨頭，確保它們自在地活動，而且從中通過的神經也可以得到足夠的空間，使得疼痛顯著地降低，在某些個案身上甚至可以看到咬合也得到矯正的效果。

治療牙齒的過程本身就是侵入性的，而且往往伴隨著疼痛。接受頭薦骨療法的過程中，當張力被釋放的時候，案主常常會想起他們看牙的經歷。頭薦骨療法正好提供他們一個可以釋放任何與看牙經歷有關的情緒的機會。隨著組織繼續正常化，案主還會突然在口腔中嘗到使用過的藥物的味道，這些現象屢見不鮮。如果你只是聽我這樣描述，可能會覺得聽起來超怪異的，然而當你自己親身被療癒的時候，就可以感受到釋放的舒服！

如果受傷的當下夾雜著情緒壓力，這樣的傷痛通常會比較複雜難解，需要更多時間復原。頭薦骨療法可以幫助釋放這些創傷。想像一下，如果你下一次走進牙醫診所，你可以放輕鬆，因爲你知道任何治療過程中的不適都是可以被釋放的。頭薦骨療法不但可以在看牙醫之後做，也可以在看牙醫之前做，兩種方式都可以促進預後。

嬰兒和孩童也可以從頭薦骨療法中受益。要服務這個族群，你必須有非常高竿的觸診技巧，並且能夠熟稔地維持中立的臨在。我發現，有特殊障礙的小朋友對醫師的治療意圖非常敏感。我就有一位孩童案主，就算我站在他背後一個腳的距離，他也可以隔空感覺到我手的位置。有些小孩會轉過身來把我的手撥開，因爲我當時的意念不夠中立，其他小孩則會直接把我的手抓過去放在他們需要被療癒的身體部位上。

療癒孩童常常會有驚人的效果，之後你會在後面的章節中看到許多例證，在這裡我先跟你分享其中一個故事。

有一位女士帶著她四歲的兒子來找我，這個孩子在幼稚園裡有專注力方面的困難，而且沒有辦法和其他小朋友一起圍著圈圈原地坐好。他一出生時就有感覺統合方面的問題，嬰兒時期常有腸絞痛，而且還因爲胃食道逆流而需要服藥。只進行過一次療程（療癒內容爲釋放呼吸橫隔膜、胃部區域和顱骨底），他的老師就發現孩子在學校的行爲表現有進步，於是詢問孩子的媽媽，是否在家中有嘗試什麼新的訓練。由於老師的詢問，媽媽更確定了小孩的進步。

療癒師接受頭薦骨療法的重要性

我一次又一次地見證到：當我自己愈清明，就有愈多案主可以因爲我的療癒而有所轉變。當我說「清明」的時候，指的是自身狀態穩定而不受案主左右的能力。舉個例子，比如一位女士來找我，她因後方來車的駕駛邊用手機邊開車，不愼從後方追撞她，導致她的頸部因甩鞭效應（車禍時的大力搖晃）而疼痛，而我最近也剛好發生類似的車禍，那麼我就會很容易陷入自己車禍後的感覺，我的身體就無法維持中立和放鬆。我的心跳會加快、肌肉開始緊繃，導致我的手無法與案主的身體連結。此時躺在診療床上的案主也會感覺到，她將會有一股不安全感，以至於無法放心地釋放身體的緊張和情緒。

「清明」也是維持療癒臨在的另一種說法，也就是我的行爲表現和自身的狀態（我存在的方式），這些都會潛移默化地暗示我的案主，讓他們知道他們是安全的。這就是爲什麼如果要成爲一位有效益的療癒師，基本原則之一就是自己要接受頭薦骨療法，讓自己的身體盡可能地沒有（不必要的）張力。我認識的所有經驗老道的療癒師都會定期接受頭薦骨療法，同時維持其他自我照顧或靈性修煉，以幫助他們在工作時可以維持扎根和臨在。不管案主目前正面對什麼困難，只要我愈能夠不被影響，就愈能讓療癒有效，並且在一天結束之後不會感到筋疲力竭。

頭薦骨療法幫助我度過許多人生中的事件，有些是日常既定事項，有些則不是。給你舉個例子，我在前往歐洲參加韋恩．戴爾博士舉辦的一場名為「體驗奇蹟」之旅前，就先接受頭薦骨療法。韋恩有跟我提過，他想請我上台說一點關於頭薦骨療法的介紹。我當時非常焦慮，覺得我的表現可能會不夠好，我腦海中的對話是：「你以為你是誰？全世界有這麼多比你棒的療癒師，怎麼會是你上去說頭薦骨療法？」我保證你們當中很多人的腦袋裡也上演過類似的對話。

在我接受療癒的過程中，我進入很深的放鬆狀態，誠實地審視了所有腦海中浮現的自我質疑。我可以感覺到有一部分的我可以看到，自己其實是上台講述頭薦骨療法的最佳人選，而且我還問自己：「何不把握這個機會？」由於這是我身體內部的感受，而不只是出自於腦袋的推理，所以蘊含的力量強大。

我規律地接受頭薦骨療法已經超過十年，每次療程過後，身體都會有被幫助與被支持的部分。每次我從診療床上下來，都會想：「天啊，我在療癒前到底是怎麼過生活的！」這一路以來，我看過許多不同的頭薦骨療癒師，也從中得到許多收穫和寶貴的洞見，我知道接受頭薦骨療法可以幫助我擁有圓滿快樂的人生。

接下來我要跟你分享一個頭薦骨療法案例，讓你了解頭薦骨療法可以達到什麼樣的幫助。這位案主沒有接受其他治療，僅每兩週接受頭薦骨療法一次，連續十八個月。雖然其他療法也很有幫助，但這位案主的成果顯示，單單接受頭薦骨療法也可以具有成效。他的故事就是一個活生生的例證，恰好呼應這一章的內容。你可以看到一個案主在診療床上獲得的改變，以及他如何將這個改變帶入生活中。緊接著我會解釋一些比較陌生的概念，同時我鼓勵你不要擔心自己不理解每一個內容的細節，因爲如果你慢慢繼續閱讀，在本書後面的內容中，我會一步步地帶著你由淺入深的理解整個全貌。

〔個案分享1〕

看不見的傷痛，身體會記住

擔心因為疼痛而無法打球的吉姆

有一天下午我接到一個常客的電話，她說她很擔心她的先生吉姆，他在幾天後需要搭乘十四個小時的飛機到中國。令人憂心的是，他的右膝急性疼痛，不知道在冗長的航程後是否還能正常行走。吉姆的工作需要經常到世界各地出差，最近一次出差回來時，他連下飛機都有困難。

吉姆的雙膝各動過兩次關節鏡手術，最後一次手術是在一個月前，那次是左膝。他確定右邊膝蓋還需要再做一次手術，而且也已經準備好要預約核磁共振掃描了。其實除了持續性的疼痛之外，吉姆更擔心他之後無法繼續打他最熱中的高爾夫球。

此時此刻，就算他的老婆從療程中得到許多幫助，吉姆還是不願意接受頭薦骨療法，因為他不知道那是什麼。頭薦骨療法在近三十年來已經愈來愈常見，但還是不夠廣為人知，而且有很多人就像吉姆一樣，有著健康的懷疑心態。除了接受按摩之外，吉姆從來沒有嘗試過傳統醫療以外的介入，而且按摩也沒有舒緩他的疼痛。

對有些人來說，一定要到大禍臨頭之際才願意踏出他們的「嘗試圈」，試試新的方法。此時，他們往往已經到了無計可施的地步，找不到任何可以舒緩疼痛的方式，感到無比絕望，不知道下一步該往哪裡走。吉姆就是已經來到了這個絕望的終點，才願意嘗試頭薦骨療法。

由於吉姆週日就要起飛，我把診療床帶上車，在週六早上直接開車到他家，看看頭薦骨療法是否可以幫助他有個舒適的航程。吉姆舒服地躺在診療床上，我則把手放在他身體的幾個部位，從他的雙腳開始，感覺他全身的頭薦骨韻律。頭薦骨韻律的其中一個功能是，它可以讓我知道身體部位的功能程度與活力狀態。如果我覺得他的頭薦骨韻律有「拖拉」的情形，我就可以得知該案主沒有足夠的能量，這人會感覺疲憊、低落。我感覺吉姆的頭薦骨韻律沒有減速，所以我知道他的身體系統有充足的能量。

藉由感覺吉姆的頭薦骨韻律，我可以進一步確知他疼痛的主要源頭。聽起來可能有悖常理，但問題的根源不一定是在疼痛處。隨著我繼續檢查下去，我發現吉姆的膝痛有一部分是來自薦骨，距離疼痛處有一段距離。我可以感覺到他的身體比較有困難的地方，尤其是在雙側膝蓋和下背，右邊膝蓋又比左邊膝蓋嚴重。他的薦骨動作很小，而且通過頸部以及枕顱底的地方，頭薦骨韻律是下降的。因為不管在挺直或躺臥的姿勢下，他的頭都往左傾斜，所以我決定檢查一下他的筋膜，我發現他的右膝和右側髖關節有筋膜受限（筋膜不通順、阻塞），而且此受限向上經過骨盆一直傳遞到頸部。

筋膜是一種結締組織，提供我們身體內部支撐，從頭到腳趾頭、從左到右，很像是包裹全身的彈性褲襪。你可以在生的雞胸肉上面清楚看到筋膜的樣子，它是一層不透明的膜，位在雞皮下方、肌肉上方，包覆著肌肉。因為筋膜由網狀組成，支撐著全身，所以臉頰的疼痛源頭可以遠自下方的呼吸橫隔膜。想像一條彈性繩的末端打了一個節，當我們牽拉這條彈性繩的時候，一旦拉到打結的地方，牽張能力就會在這個打結的地方卡住（也就是受限）。雖然彈性繩還是可以透過這個結點繼續往下傳送牽張力，但為了能夠達到它原本的彈性長度，我們勢必要把這個結解開。

我們身上都有「筋膜結」，但大部分時候我們還是可以正常行使日常生活的功能，這是因為我們大部分的人都有一定的柔軟度，在代償的協助下，我們尚可以平安無事地與筋膜結共處。但是當身體有太多筋膜結的時候（或者是一、兩個很大的結），身體就別無選擇餘地，我們的動作會因此受限，而且會開始疼痛！

初步評估之後，我腦海中有了吉姆身體的大概狀況，以及要怎麼開始進行療程。以吉姆來說，他的右膝疼痛其實是來自薦骨和右邊髖部，而且連脖子都受到了牽連。他很驚訝我為什麼可以只是把手放在身體的一些部位，就知道這麼多，於是從抱持懷疑開始轉變為好奇。

我開始療癒他的薦骨以及下腹部，不只是我可以感覺到我手下方的組織開始慢慢地變軟，吉姆本人也開始注意到他身體的這個部位一直都很緊繃。其實他平常一直沒有意識到自己身體這區的緊繃是很正常的。

我們平常並不習慣去感知自己的身體，一旦急性疼痛過去，就算這個部位還是有一點點不適，我們通常也就習慣而開始忽略它。在頭薦骨療法的過程中，我們會開始自我覺察、感覺身體。最後，吉姆告訴我，當我在療癒他的薦骨時，他感覺到右膝的疼痛增強，然後有一種麻麻的感覺從他的腿一路往下跑，最後從腳出去。我聽了很興奮，因為我知道這種麻麻的感覺，就是神經系統釋放「戰或逃」防備狀態的一種反應。

當我們有壓力或感覺陷入危機的時候，我們的交感神經系統就會動用一堆能量，準備好要面對危機或是逃跑。如果我們面對的危難非常巨大，身體就會昏過去，這是瞬間發生的，甚至是在我們還沒有意識到害怕的感覺之前就昏倒了。當危險過去，我們的副交感神經系統會讓我們感到安全而放鬆，可以正常生活。你可能有親身經驗過，或是在動物身上看過這些反應，就是當危險解除後，身體會開始抖動。抖動就是在釋放剛剛為了面對危難而準備起來的能量，釋放完後，動物就會起身繼續活動，變得從容而平靜。

吉姆感覺到腿部麻麻的，這是副交感神經的反應，他的身體不用繼續把持那些戰或逃反應的準備能量。比起動物自自然然的釋放，人類釋放「戰或逃」的過程會比較複雜一點。這些能量好似打包裝箱、儲存在我們身體中，而且還需要很多額外的能量和努力，才能讓箱子好好地存放著。有位案主比喻道，那就好像把困難的事情塞進一個箱子裡，然後上蓋上鎖，而且她不想往箱子裡看。問題就出在當身體為了維持這些箱子，需要像納稅一樣耗費更多能量，以致我們無法好好放鬆。當我們釋放掉這些能量，並且抖動或顫抖也漸漸平息下來，我們就有更多可以利用的能量，使我們到達深層的放鬆和活化狀態，身體就能開始進行自我修復。

自我修復的能力就是頭薦骨療法的原理之一，就像約翰博士說的：「療癒師並沒有真的在治療，而是案主利用療癒師提供的協助和支持進行自我療癒。」

因為療癒師與案主之間是合作關係，所以案主如果能夠覺察身體的變化，就可以讓療癒效果發揮到最大，就像吉姆說他感覺腳麻一樣。這常常是案主第一次與自己的身體連結、注意到身體內的感覺，療癒師也可以從旁協助指導案主繼續發展這個覺察的技巧。如果案主能夠主動參與，就可以從療程中獲益。而且如果他們持續接受頭薦骨療法，他們就能夠漸漸感知到更細微的變化。

療癒後的改變

隔天吉姆飛往中國，抵達時雖然膝蓋非常疼痛，但他擔心自己會動彈不得的狀況並沒有發生。回國之後，吉姆繼續接受兩週一次的療程。第四次頭薦骨療法結束後，他每天散步三公里，膝痛已經減緩許多，而且下背痛也只有在一天內打兩回高爾夫球的情形下才會發生。吉姆原本抱持的懷疑態度消失了，他知道頭薦骨療法是他可以自我照顧的一條正確道路。

歷時十八個月規律的療程後，吉姆發現一些正向的改變，這些改變遠超過膝蓋的療癒。這種生命改變通常會在案主與自己的關係更深入之後發生，是坊間一般治療中比較無法見到的。舉例來說，當我在療癒吉姆胸廓上方的時候，他回憶起多年前得過胸膜炎，當時的劇痛和恐懼也都一一浮現，那時他以為自己要心臟病發了。

不論是誰，遭遇到這樣的情況都會感到害怕。但對吉姆而言不只是這樣，胸廓的劇痛讓他想起當他九歲的時候，父親因為心臟病而過世。

奇特的是，吉姆的胸膜炎發作當時，他兒子也剛好九歲。

我們一起療癒胸廓之後，這個部位整個變軟了，吉姆覺得比較可以深呼吸了。他說自己一直以來都很害怕任何胸痛的症狀，但因為現在了解這股恐懼背後的故事，這讓他感到可以更放鬆。

這個關於疼痛與同步性（synchronicity）的故事，就是一個很好的例子。人生事件的能量會層層包覆在身體裡面，漸漸地，這些包覆的能量會想盡辦法引起我們的注意。大部分時間，我們會在歷經不開心的事件之後忘卻它並繼續生活，但是如果我們繼續忽視這些不舒服的情緒和感覺，隨著人生繼續前進，有更多的事件發生，身體就會開始抗議，而通常它就會以疼痛、能量低下和焦慮的形式出現。

在許多次的療程中，我都被吉姆的右側髖關節吸引。有一次我在療程當中問吉姆，是否記得任何關於右髖關節或右腿在童年時期發生的事。他說他記得有人說過他嬰兒時期右側髖關節有問題並且接受過治療，他還記得因為頭一直傾斜向左，所以有被整脊師調整過。這些封存已久的記憶，並沒有在我們初次療癒時被喚起，甚至連他結褵三十年的太太都不知情。

療程結束後，吉姆打電話跟他的阿姨確認，證實他在嬰兒時期髖部有戴過副木，不過這並沒有影響到他年輕時期的身體功能——高中時他曾是頂尖的運動員，年輕時每週跑八十到一百公里。吉姆的膝痛併發在三十歲時，然後漸漸地限制了他的活動。也許當時他頭部的傾斜就是為了代償右髖的問題，而右髖的問題在經年累月下又引發膝蓋痛。

我們忘記人生重大事件、忽略問題、然後繼續行使日常生活功能的這種自我調節能力，有時真是令人驚訝。我就療癒過一位持續頭痛的女士，醫生建議她增加藥量直到治癒頭痛。然而就算吃最大劑量的藥，她覺得頭痛只有一點緩解，並且伴隨許多不舒服的副作用。在第一次療程的時候，我問她是否有過腦震盪，她說沒有。但第二次來的時候她宣稱：「我知道了，我剛剛想起來我九歲時曾被一頭公牛撞到頭部，昏了過去。」對任何人來說，這聽起來似乎是一個難以忘懷的經驗，怎麼可能會忘記？但我們確實會忘記！經過三次療程後，她的頭痛明顯減輕許多，她感覺終於得到一直以來追尋的解脫感。

回到吉姆這裡，正當我和吉姆偕同合作的時候，我們發現頸椎第一節的受限與他的膝痛有關。吉姆開始習慣追蹤身體的感覺，並且對於我療癒部位的遠處有強烈感覺的這種奇妙現象，感到有趣。這種更深一層的覺察幫助他學會調整日常生活強度，並且開始知道什麼時候該休息。

自從接受頭薦骨療法之後，吉姆開始出現許多看似自發性的生活習慣上的改變。我相信在之後的日子裡，他都可以繼續自我調整，因為現在的他已經不用消耗過多能量去代償身體卡住的地方了。以前的他每天都會喝上兩、三罐無糖汽水，現在他只有偶爾喝。不僅如此，他還因為飲食習慣改變而減了十三公斤多，膽固醇也降低了一半！就算遭遇工作上的許多挑戰，他還是大大地減少了酒精的攝取，這是他人生第一次不用酒精來面對壓力。

當身體不再受限，生命力就會變得強大

自從吉姆開始跟我合作之後，生活狀態似乎改善了許多。但他之所以繼續遵從頭薦骨療法，最大原因是因為他在高爾夫球的表現上也有所斬獲。如果他在療程過後馬上去打高爾夫球，他的分數表現就可以少三到四桿，所以他總是喜歡在比賽之前預約療程。他很開心可以一天打兩回球而且沒有疼痛。

不僅如此，吉姆還自己發明了一些自我照顧的技巧。他買了我在療程中播放的CD，而且對音樂產生巴夫洛夫制約反應（Pavlovian response，又稱古典制約）。他聽到第一個音符的時候，就可以感覺到神經系統開始放鬆。他在旅行或睡不著時就會播放這張CD，我也協助他維持規律運動和一些膝關節以及背部的牽拉，他也繼續打高爾夫球和每天散步。

吉姆現在的體重跟他在高中時一樣，他可以規律地散步和打高爾夫球，而且生活也更加平衡。他大大地改變了應對事情的機制，對改變自己的生活習慣許下承諾，而且對於改變的過程更感興趣，而不只是專注於結果。雖然他現在還是不知道頭薦骨療法是怎麼辦到的，但由於可以一直看到自己想要的成果，如今他可以對於其他自己不了解的事物抱持開放的心胸，如同看待他老婆的靈性修行。

吉姆和太太都規律地接受頭薦骨療法，他們也發現自從來看我之後，夫妻間的關係變得更好了。這個療癒給予他們共同的話題，也激發了他們之間更深層的連結。他們現在可以聊天聊很久，而且話題多元。以前的他們，話題都只是圍繞著要完成的事項打轉。不僅如此，夫妻倆的共同活動也增加了，像是散散步和一起打高爾夫球。

再次強調，當我們的身體不需要努力地撐著那些受限時，這些改變就可能發生，進而使我們可以更輕鬆自在地體驗不同的情緒和伴隨而來的感覺。這就是頭薦骨療法奇妙的地方之一：當我們有更強大的生命力量時，問題的解決方案就會輕易浮現而不需要作太多分析；當我們的神經系統平衡時，我們就可以擁有自然的活力。

希望你喜歡吉姆這個案例分享，當中提到了頭薦骨療法的基本概念，尤其描述頭薦骨療法如何協助身體上的疼痛得到舒緩，並且透過能量改變，支持生命的蛻變。學術知識與直覺的結合，是這個療法吸引我的地方。下一章，我將更深入介紹頭薦骨療法的基本要素。

2

深入探討頭薦骨療法

在這一章，我會分享身爲療癒師，對於頭薦骨療法的觀點。你將可以讀到我當初的學習歷程、我使用的手法的原理機制，以及如何擴展覺察力和調整敏銳度。我將帶領你遊歷我這一路走來的過程，讓你可以深入了解要成爲一個足以勝任的頭薦骨療癒師，需要怎樣的訓練深度。你將層層深入認識頭薦骨療法的效用原理，一旦有了這一層概念，你就可以更了解頭薦骨療法可能怎樣幫助到你。

有時候我會提到一些解剖的細節，這些你不必強記，因爲就算不懂也不會影響到療癒的效果，所以你可以選擇跳過不看，不過我發現許多人其實對於了解自己身體的運作模式很有興趣。我通常會在療程結束後拿出顱骨模型，讓案主知道我剛剛在哪裡運作，或是我會拿出身邊有的解剖圖譜，用這些圖片向案主說明剛才療癒的系統或結構。我會和案主一起討論，使他們可以主動成爲頭薦骨療法的參與者。如果他們能夠在腦海中有一個身體需要療癒部位的成像，就可以加速療癒過程。

頭薦骨療法簡史

頭薦骨療法起源於整骨療法（osteopathy），爲醫學的其中一個支派。在美國，整骨療法醫師與一般醫師的能力地位相等，但有額外接受整骨療法的徒手治療訓練。一八〇〇年代，整骨療法之父安德魯．泰勒．史提爾（Andrew Taylor Still），結合了來自世界各地文化的徒手治療技法和工程原理，用一個嶄新的觀點去看待人類的身體。他視人體爲一個整體，而不是由不同部位堆疊而成的，而且他相信身體只要受到適當的支持，就可以自我療癒。他的座右銘是：「整骨療法的基本原理跟這個宇宙一樣古老。」

安德魯．泰勒．史提爾的其中一位愛徒是威廉．蘇澤蘭醫師（Dr. William Sutherland），他因爲顱骨與神經系統間直接的關係，而對顱骨大感興趣。蘇澤蘭醫師還拿自己的身體做實驗，他用螺絲起子將戴在頭上的安全帽鎖緊，加壓顱骨的不同區域，然後記錄下不同部位被加壓後的症狀，最後作了結論，就是顱骨確實會動，然後還發展一些手法讓卡住的顱骨可以恢復活動，進而恢復正常功能。蘇澤蘭醫師繼續花了五十年研究頭薦骨系統的特性，當中林林種種的學習，爲他的靈性道路作出了貢獻。他稱自己的工作爲「顱骨領域的整骨療法」（osteopathy in the cranial field），也就是現在大家熟知的「顱部整骨法」（cranial osteopathy）。而當初在他所創設的整骨治療顱骨學院（Osteopathic Cranial Academy）學習的學生們，至今仍繼續傳授他的成就。

雖然頭薦骨療法啓發自史提爾和蘇澤蘭的研究，它還是跟整骨療法和顱部整骨法很不一樣。就像我先前說的，頭薦骨療法是由從整骨治療顱骨學院畢業的優普哲博士所創立，然而優普哲博士一直到一九七二年才橫生對頭薦骨系統的興趣，那時他被指派協助外科醫師移除一位患者硬膜（脊髓外環繞的一層膜）上的斑塊。優普哲博士的任務是拉著硬膜，讓它穩定不動，但他實在無法固定住它，因爲當時硬膜一直以一種獨特的脈衝在運動。這個經驗激發他開始研究顱部整骨法和頭薦骨韻律，進而發展出頭薦骨療法，成爲他的畢生熱情。

後來優普哲博士在一九七五年加入了密西根大學的生物力學研究所，做了許多研究證實頭薦骨系統的存在。他與一位物理學家並肩合作，這位物理學家負責測量優普哲博士治療的患者身上的變化。這樣的過程幫助優普哲博士辨認出患者對他治療的反應，並且得以用文字描述這些變化。他創造了「頭薦骨療法」這個詞彙，發展一系列教學方法來訓練治療人員，並且開發一系列課程，至今仍由優普哲機構傳授著。

在所有優普哲博士所貢獻的創新之中，其中一個他最專注的就是正常化連接顱骨的那些膜的內部張力。在我們的大腦中，有著垂直和水平的膜，提供大腦結構上的支撐。因爲這些膜是由筋膜構成的，而且這裡的筋膜又與全身的筋膜相連接（我在上一章有提到身體穿著結締組織褲襪）。換句話說，優普哲博士的頭薦骨療法事實上是一個全身性的療癒。

我第一次上優普哲博士（或者他比較喜歡被稱呼爲約翰博士）的課時，就發現此人直言不諱，加上他選擇發展頭薦骨療法這條艱難的道路，足以說明他一定擁有特殊的人格特質。舉例來說，當他在密西根州時，他規律地拜訪一個有著許多自閉症孩童的學校，他發現這些小朋友對於他的治療反應很好，但必須持續定期接受治療來維持療癒效果，於是他做了一個極具爭議性的決定——教導學校的老師幫這些孩童做治療。此舉引發整骨療法同僚的砲轟，認爲他不應該把這些技術教給非醫療領域的一般人。儘管如此，優普哲博士知道，只要有足夠的教導，一般人也可以安全又有效率地操作他所發展的技術。

機構中僅有少數的成員能夠勝任傳授講師，教導他人這項手法。優普哲博士承諾要盡可能地把這項技術傳授給所有人。親眼見識大師結合他超高的直覺與對人體解剖生理的深入了解，進而示範頭薦骨療法，眞的很令人振奮。

約翰博士相信，爲達有效率地執行頭薦骨療法，療癒師必須：

- 透徹知悉解剖學和生理學，使療癒師能夠以適度的壓力做精確的觸診（優普哲機構的課程會詳細地介紹解剖學和生理學知識）。
- 擁有一個開放的心胸和良好的療癒意念。完善扎根、中立、不批判的藝術，並且提供案主一個開放的空間，這些都是療癒師一生不斷學習、不斷精進的過程。
- 能夠跟隨他們雙手的能力。我會這樣形容——用我的手去傾聽組織。讓雙手跟隨著下方組織的動作與反應。我並沒有決定要往哪裡去，而是以「案主的身體知道要如何自我療癒」爲前提，我的角色只是跟隨組織的決定並提供支持。
- 知道自己的侷限。身爲療癒師，我們必須知道自己的極限，並且在適當的時候樂意轉介案主給其他專業人員。同樣重要的是，我們自己必須持續接受頭薦骨療法以維持自己身心的健康，進而能夠繼續成長，成爲更好的療癒執行者。

感受頭薦骨韻律

我的物理治療師訓練背景是非常醫學科學取向的，強調用學術研究來佐證治療效益。我很享受這樣的嚴謹，並且持續被新的研究驚豔，只不過這樣的訓練並沒有鼓勵我探索另一種可能性——結合右腦、直覺腦與我的工作。

當我第一次上頭薦骨療法課程時，對於理解課程中提及的解剖學及生理學內容沒有障礙，但是當老師要我們放掉分析、警戒的左腦，好讓我們進到一個放鬆的狀態、感覺頭薦骨系統的細部結構和變化時，著實難倒我了。我知道我必須持續開發這個區域，因爲頭薦骨療癒師需要能夠同時使用左右腦來協助案主——他們必須同時擁抱左右腦的長處與功能。

第二天上課的時候，我突然因爲頭一次能夠感受到頭薦骨韻律而感到欣喜，於是在接下來的課堂中花了很多時間去熟悉這種感覺。一開始的時候我老是眉頭深鎖、臉部僵硬，一旦我感覺到律動後就進入了一個開放、好奇的輕鬆狀態。現在我很享受觀看人們第一次感受到律動的表情。（你也可以學習如何感覺這個律動，我將會在最後一章引領你去感受。）

頭薦骨韻律可以在身體的任何一個地方被感覺到。爲了眞正感受到它，我們必須用非常輕、約莫五公克的力度（美金五分幣的重量大約就是五公克），放鬆地觸診。這跟一般徒手治療的觸診力道非常不一樣，並不會有插進去、深入組織和關節的感覺。在感受律動方面，我必須學習讓頭薦骨韻律自己到我的手中，而不是快速地把我的手陷入到組織去感受，這樣一來，我就可以感覺我手下方所有皮膚、組織、骨頭的細微動作——外轉〔也就是擴張期／F律（Flexion），頭薦骨的專用術語〕，緊接著是一個頓點，然後再向內轉進去〔收縮期／E律（Extension）〕。

如果你跟我一樣，左半邊那個主管分析的腦袋閒不下來，可以在腦海中想像顱骨的結構及上述律動。

我們整顆頭顱是由七塊骨頭構成的：枕骨在頭的後方，兩片頂骨在上方，兩片顳骨在左右兩側，以及前方的額骨、眼睛後方的蝶骨，其中蝶骨的翅膀就位在我們的兩邊太陽穴。在課堂上，我們學到顱骨並不是像英國和美國解剖學課本裡教的那樣（而且現在學校還是這樣教），所有的顱骨融合在一起成爲一顆球。骨頭和骨頭之間的連接處稱爲骨縫，骨縫不只會因爲液體壓力改變而有細微的活動，還會因應身體內部環境的改變而持續作出反應。

筋膜系統顱內膜專司顱骨的排列，並且在頭顱內部縱向、橫向行走於腦間，把我們的腦分爲四大區域，提供結構和支撐。垂直的顱內膜稱爲大腦鐮及小腦鐮；橫向的顱內膜稱作小腦天幕，小腦天幕有上、下兩葉。這個頭顱內的筋膜系統隨後從腦幹下方的一個洞走出頭顱外，這個洞就叫作枕骨大孔。筋膜系統走出枕骨大孔後就會形成脊髓的保護膜，連結身體其餘的筋膜網絡。

腦和脊髓浸泡在大約一百五十毫升的腦脊髓液裡。腦脊髓液是一種清澈、血漿樣的液體，是從血液過濾來的，它的組成成分就好比清澈的河流，而身體其他的液體就是生理食鹽水，就好比海水。事實上，我們身體裡的河水及海水比例就像我們所居住的地球一樣：3%的河水和97%的海水。

腦脊髓液在上面講的筋膜系統裡流動，此筋膜系統也就是一般統稱的腦膜。腦膜分爲三層，第一層爲硬脊膜，拉丁文的字義是「強壯的母親」，它是筋膜系統的最外層，是層堅韌、防水的薄膜。在硬脊膜的內層是兩層緊包著大腦和脊髓的膜，叫作蛛網膜和軟脊膜。腦脊髓液使腦得以在頭顱裡漂浮，讓脊髓可以在我們的脊椎裡面自由活動，提供防震效果，還具有輸送養分和清除神經系統的代謝廢物的功能。

頭薦骨系統的律動是由腦脊髓液的運動引發的，就像心跳是從血液循環的活動引發的一樣。爲了解釋律動究竟是如何生成的，於是約翰博士發展了一個液壓模型：當頭裡面的壓力達到最高閾值時，顱骨之間的神經，也就是牽張感受器就會傳送訊號阻止腦脊髓液的製造。由於此液體無時無刻都持續不斷地被引流到系統外，所以當製造停止時，壓力就會下降；而當壓力下降到最低閾值，感受器就會發出需求，讓液體再度被製造。

你可以想像一個排水孔沒有塞住的浴缸，你想要讓浴缸內保持一定的水位，但水不斷從排水孔流出去，所以每次你看到水位下降的時候就必須打開水龍頭，直到水位再度回到你想要的位置。這就是頭薦骨韻律生成的基本原理。

♥ ♥ ♥

光是感覺頭薦骨韻律就可以蒐集到許多資訊。身爲療癒師，我可以藉由感受頭薦骨的F律和E律（往外及往內轉多少）來評估一個人的律動幅度。藉由雙手對稱地擺放在身體各個部位（腳、大腿、骨盆、肋骨、肩膀和頭顱）的左右兩側，我就可以對案主身體的健康狀態有一個大概的印象，以及知道案主的身體哪裡有困難。

我也可以左右相互比較，定位出身體有困難的地方。舉例來說，如果右腳踝的律動幅度只有左腳踝的一半，我就知道右側腳踝的功能有問題。同時我也會去覺察律動的整體品質，因爲律動品質可以表現一個人的健康和能量活力狀態。

當我的觸診技巧愈練愈精熟之後，我就可以開始接受到更細微的訊息，以及更精確的定位能力。以前，我能只能找到左側骨盆的受限（組織卡住、不順暢、或沾黏導致活動度和功能下降）；現在，我可以更確切地精準定位，好比找到受限的左側腰肌和大腿骨，這讓我的後續治療更精準而有效率。

當我會見新案主的時候，很重要的是，我必須保持開放的心並相信我的觸診技巧。案主會在我感覺他們頭薦骨韻律之前與我分享他們的病史，他們通常都會自己在腦袋裡先想好一套疾患的前因後果理論，此時我如果未能保持開放、中立的態度，就會被他們的描述帶著走，以爲我已經知道受限的地方。然而，能夠不被自己或者案主的假設左右是很重要的，這樣我才不會忽略問題眞正的源頭。在做頭薦骨療法的時候，療癒師必須盡可能地把案主講的病史都放在一旁，並且全心全意地專注在案主的身體，聽聽身體在跟你說什麼，而頭薦骨韻律能幫助你做到。

用頭薦骨十步驟療癒全身

感覺頭薦骨韻律，是頭薦骨療法三種評估法的第一種。在我們講其他兩種評估法，即筋膜滑動和弧動（弧形定位法）之前，我想要先介紹兩種優普哲機構發展的「頭薦骨十步驟」，使療癒師們更熟悉頭薦骨療法的概念和工具。

機構的學員會先學到評估全身的方法，即頭薦骨十步驟療法。他們先用頭薦骨韻律評估身體，然後輕輕地打開薦骨和骨盆、在肋骨處的呼吸橫膈膜、位於鎖骨的胸廓入口、喉嚨、以及頸部上端。在上述五個部位操作時，療癒師會把一隻手放在案主身體前方，另一隻手放在身體後方。（舉例來說，在骨盆處，一隻手會放在薦骨下方，另一隻手放在下腹部，也就是薦骨的正上方。）當療癒師的雙手連結或者融合進入案主的組織，就會跟隨任何他感覺到的動作，信任身體的內在智慧引導，看它需要做什麼以達到釋放。「融合」是一種用最少的侵入性來碰觸一個人的方式，讓身體的訊息自己來到療癒師手中，療癒師則完全信任並接收這些訊息。療癒步驟包含了特定的手法，目的是打開第一節頸椎和頭顱之間的空間，以及打開顱骨之間的受限，釋放下頜骨（下巴骨）的張力，並且鬆動硬脊膜，使硬脊膜遠離薦骨、往顱骨的方向走。

療癒步驟還包含靜止點（still point），此手法特意把頭薦骨韻律帶到一個療癒性的停止。當療癒師跟隨F律及E律的時候，他們會用手輕輕地在E律終端擋住律動，這樣一來就可以讓身體有機會自我矯正並清理受限或不順暢的區域。靜止點可以幫助頭薦骨系統的整體平衡，還可以讓受療癒者感到放鬆——案主通常會在律動再次自發地重新啓動之前深呼吸或嘆息。我們的身體其實每天都會多次地自己進入到靜止點，然後重新啓動。在療程中特意創造靜止點會讓我們倍感舒服。這就是頭薦骨療法利用我們身體固有的自癒機制，促進健康的方式之一。

初學者通常都會用頭薦骨十步驟來進行療癒。此方式除了很安全之外，也非常有效，足以帶給接受者許多幫助。除此之外，頭薦骨十步驟帶來的傷害風險微乎其微，其最大的效果是會使案主發現身體的變化與進步，最差也就是沒有任何感覺而已。

當我第一次在優普哲機構上課的時候，老師建議我們在參加下一階段課程之前，最好能夠操作「頭薦骨十步驟」至少七十次，於是我買了一張按摩床，然後問遍周遭認識的每一個人，看他們願不願意當我的白老鼠。最後很多自願者都想要再次接受療癒，還報告說他們有放鬆、關節疼痛減少的反應。其中一個朋友嘗試懷孕好一陣子了卻一直失敗，最後終於成功受孕。

我發現努力練習七十次總算得到了回報。在練習過程中，我更了解這個手法背後的邏輯和原理，同時也更能夠察覺「頭薦骨十步驟」裡每一個療癒步驟所帶來的身體改變。就算現在，我所有的療程也都有這十步驟的元素。

中立

「中立」是優普哲頭薦骨療法的中心思想，在第一階段的第一堂課就會講到，後續的課堂上也會繼續強調中立的重要性。在日常生活的各種情境中，當我們碰觸人們的時候，我們時常傾向於傳送或取走能量，其中又以傳送能量最爲常見。

通常我們不會意識到能量的給予或取走，然而，你可以回想與朋友或家人的互動，進一步了解這個概念。有些人，光是有她／他的陪伴就可以讓你充滿能量、提升活力；另一些人，跟她／他相處後則會讓你感覺能量消耗殆盡。

我個人的傾向是，每當我把手放在人們身上，就會不自覺地開始傳送能量，這可能是出自於我那股很想要幫助、修正任何問題的衝動。當然，陷阱就在於我想要修好我覺得他們「需要」被修理的地方。當我們無心地傳送能量時，此時此刻被碰觸的人可能根本不需要這些能量。如果是這樣，就算我們的立意良善，對接受碰觸的人來說也是不舒服的。

以中立的態度來做事是最理想的，因爲這樣我們才能確保案主眞正從療癒中獲益。我們必須打開心胸接受躺在床上的人們當下的任何需求。爲了保持中立，我們必須盡可能不去批判別人和我們自己。當然，你一定會覺得這用說的比較簡單！儘管如此，在追求中立的過程中，可以幫助我們鍛鍊自我覺察，在心中出現什麼「應該」要發生、或腦袋開始想要預測結果等等這些先入爲主的想法剛要形成之前，就去發覺它。我們愈是能夠覺察並偵測自己對事物的偏見，就愈能夠保持中立。

說到頭薦骨療法，其實就像我們的人生一樣，沒有人喜歡被指使，而且我們也可以輕易覺察對方是否對我們有一個先入爲主的規劃。通常如果案主的智慧有被跟隨，而不是凡事依照療癒師的想法和計畫進行，就會有顯著的進步出現。其祕密就在於，當我們接受中立的碰觸時會感到舒服，就好像有人關注我們一樣。

找尋這細微的中立狀態，是一個持續並充滿奧妙的過程。在最後一章，我將會告訴你一個簡單的練習，讓你知道什麼是中立，以及如何自我訓練，讓自己更接近中立狀態。

口內治療

當時的我很興奮，希望學習到更多並更深入地了解這個領域。我在優普哲機構參與的第二堂課也沒有讓我失望。我學到了第二個「頭薦骨十步驟」，它是第一個十步驟的延伸，主要新增嘴巴附近及內部的結構療癒步驟。因爲這個區域的地理位置很靠近大腦，一旦受限就很容易影響到頭薦骨系統。

課堂內容使我著迷，我學到所有臉部的骨頭和肌肉。在蘇格蘭接受物理治療訓練的時候，學校並沒有教得這麼詳細。大一時我們分成一組六個人，在愛丁堡大學解剖系上大體解剖課，但由於牙醫系的學生已先把頭的部分取走了，以致我們這些物理治療系的學生完全無法看到頭部和臉部的結構。

在第二個「頭薦骨十步驟」中，老師教我們透過舌骨手法來鬆開喉部。這塊馬蹄形的骨頭由不同方向的肌肉牽動著，其中有向下走到胸部的肌肉、向後走到頭顱和頸部的肌肉，以及向上走到嘴巴底部的肌肉。這個身體部位脆弱而敏感，而且很容易緊繃。舌骨手法有助於輕巧、仔細地平衡這個容易失衡的骨頭。

接著我們學習嘴巴底部和舌頭肌肉的釋放手法，然後做口內（當然是戴著手套），釋放臉頰骨（顴骨）、嘴巴的頂部（上頷骨），以及在硬顎稍微深層處的小小骨頭，叫作犁骨和顎骨。這些結構都非常精巧，此處的任何擾亂都會影響案主的健康福祉，有過激烈的牙科處理經驗的人應該都可以想像！

上述許多手法都需要療癒師腦袋中有著清楚的解剖結構知識，並且在操作的過程中能夠精確、適恰地接觸案主的結構，使組織的張力得以釋放開來。操作力道往往必須小於先前提到的五公克。

我自己有過被療癒後效果驚人的體驗。我長年的下巴痛在療癒過後消失無蹤了，而且現在嘴巴頂部的感覺跟以前完全不同。我第一次接受口內治療之後，即感覺嘴巴的頂部打開非常多，我彷彿可以用我的心靈之眼看見這個巨大、寬敞且高聳的教堂圓頂。現在的我會定期接受口內治療，每當下巴的張力又上來時，我都可以發現並快速釋放它。藉由對身體敏銳度的提升，我可以在問題初萌芽之際就覺察到，並避免情況惡化下去。

如果你有口部的問題，像是磨牙、顳顎關節障礙、戴矯正牙套、或任何複雜的口腔手術，請考慮接受頭薦骨療法。我有超級多案主都有半夜咬牙或磨牙的情形，這些人大部分都伴隨下巴疼痛。下巴（下頜骨）與身體的戰或逃機制有直接關聯，而且也是最容易夾藏壓力的身體部位之一。在結構上，顳顎關節是一個很複雜的關節，許多因素都會造成這個區域的疼痛或不適。頭薦骨療法可以處理許多身體部位的失衡，對顳顎關節疼痛尤其是一個非常棒的介入選擇。頭薦骨療法可以幫助慢性顳顎關節障礙，常常也可以與其他醫療人員（比如牙醫師和物理治療師）和生理回饋技術（biofeedback technique）合併治療。

除了身體以外，頭薦骨療法的口內治療也可以幫助一個人人生的其他層面。舉例來說，在優普哲機構的教導中，上胸部、喉嚨和嘴巴被喻爲「表達通道」，這些結構的釋放可以帶給我們比生理層面更多的自由度。

當我一學到這個區域的釋放，便開始領會一些常用語，比如：張口結舌（being tongue-tied）、承認失言（swallow my words，英文字義爲：硬生生吞下我說的話），以及守口如瓶（keeping my mouth shut）。確實，老師有警告過我們，他說我們在課堂過後，開口閉口會變得比以前來得自由奔放！畢竟，當我們的表達通道被釋放，我們就比較能夠說眞話。

筋膜和筋膜滑動手法

我們在第一章用了吉姆的案例，簡短地提到筋膜。了解筋膜在身體中扮演的重要角色，可以幫助我們了解有症狀的地方不一定是問題眞正的源頭。

筋膜是一種軟組織，支撐著我們身體的每一個結構。它創造了一個網狀系統，大部分時候是縱向走在身體中，從頭一直延伸到腳趾頭。而且就像你在本章一開始讀到的，連我們的腦都由筋膜結構支撐著。身體有一些重要的壓力區，緊繃的筋膜帶橫走在這些壓力區中。主要的壓力區如骨盆、呼吸橫隔膜、鎖骨、舌骨、顱骨底部，以及耳朵或顳骨。由於這些橫向筋膜容易存在緊繃，所以頭薦骨十步驟都有涵蓋。

筋膜的重要角色之一是順應來自身體外部及內部的力量，把我們整個身體支撐得好好的，避免身體裡面的東西掉出來，同時又可以讓我們自由活動。舉例來說，發生車禍的時候，身體為了吸收巨大的撞擊力道，必須同時具備彈性、韌性和順應性，好讓我們能夠從這個衝撞中復原過來。身體的內部力道，可能來自細菌或病毒感染或者情緒糾結（emotional holding）。情緒糾結是在重大事件發生的當下，由於伴隨的情緒沒有完全被當事人體驗而形成的。也許因為當下的我們處在極度危險的情境下，沒有時間去感受及處理我們的感覺；或是因為當下的打擊實在太大了，以至於我們選擇忽略它。無論是上述哪一種情境，都是把情緒包起來，藏匿在我們身體的某處，想說以後再處理。還有一種狀況是外在與內在力道一起衝撞，比如發生車禍的當下有強烈的情緒。

如果我們當下的生命力活躍又健康、我們的筋膜柔韌，要從衝撞中復原並不困難。相反地，如果我們適應代償這些衝撞的能力減低，疼痛和不適就會出現，這就表示身體已經別無選擇，只好以症狀呈現。當我們無法好好地處理生命中發生的事件衝擊，這些衝擊的糾結就會夾藏在層層筋膜結構中，同時我們還必須消耗額外的能量，以維持這些糾結。此時，就算是一件很小的事情，比如突然轉頭或者彎腰去撿掉在地上的東西，都會成爲駱駝背上的最後一根稻草，直接壓垮身體。

身體的筋膜受限可以在身體的任何其他處感覺到，很像是頭薦骨韻律掃描檢查那樣。在做頭薦骨療法的時候，我們把手放在我們感受頭薦骨韻律的相同位置，讓手輕輕地陷入筋膜，然後輕輕地牽拉或推動，沿著張力線跟隨，看看身體可以帶領我們走多遠。這個手法稱爲「筋膜滑動」。

舉個例子，我把手放在案主的踝關節，然後用五公克的力道向下牽拉筋膜，若我的左手無法感覺到他左邊膝蓋以上的筋膜牽拉，但右手的感覺可以一直向上到他的右側髖部，這樣一來，我就得知此人的左邊膝蓋有筋膜受限，而右邊則是很順暢，並沒有受限。

這就像是當我累積經驗並且進階地發展我的技術之後，我就可以漸漸感覺到那細微的頭薦骨韻律一樣，筋膜評估也是如此。一旦我感覺到受限的區域，就可以把手放在該區域，去感受該區域的筋膜，然後更精確地辨認出問題所在處。

每次我把手放在筋膜受限的區域時，筋膜就有機會可以再度排列、整合到更能夠行使功能的地方。我在療癒的時候，我的手是以聆聽爲主，然後跟隨身體的內在知識（inner knowledge）——身體會知道應該要如何重新排列。整合後的筋膜會讓張力線平均分布於身體，而不是一個區域或只有單邊有許多張力。

單單只是一個筋膜受限，就足以影響身體的其他區域。舉我的案主瑪雅爲例，她有一次走下坡之後左膝關節就開始疼痛，接下來每次做完激烈運動後也會痛，於是她來找我做人生第一次頭薦骨療法。從來沒有接受過按摩的她，不確定這麼做是否有用。我先向她解釋接下來的施做過程，然後在開始之前照慣例問了她一些問題。她說到目前爲止，人生只經歷過一次手術，在甲狀腺，大約是五年前。

我檢查了她的頭薦骨韻律，發現她左側骨盆的律動幅度下降，同時筋膜也有受限。她左側骨盆並沒有疼痛，對於我從這個區域下手療癒感到疑惑。直到當我的手開始與她的組織連結，她才突然想起以前這邊有動過疝氣手術。在療程中，當她的疤痕組織在我手下方逐漸軟化的時候，她的膝蓋痛突然加劇，然後開始感覺到骨盆和膝蓋之間的連結。

接下來我施做她的薦骨和尾骨（尾椎骨）。我在做尾骨的時候可以感覺到有許多張力夾藏在這裡，於是我問她是否記得這個區域發生過的事，比如跌倒之類的。她突然回想起她在生產的時候，有一部分的尾骨被醫師移除了。這是另一個她已經遺忘的手術！我在療癒這個部位的時候，左膝關節疼痛一樣再度被誘發起來。

這時候，瑪雅開始放鬆並感覺這個療癒手法可以幫助到她。緊接著，我把手一上一下地放在她甲狀腺手術的地方，她再度感受到左膝有反應，於是開始放聲大笑，很開心地發現身體原來這麼有趣，從上到下都串連在一起。那次療程之後，瑪雅就再也沒有膝蓋痛的問題了。

能量結和弧形定位法

除了筋膜滑動以外，另一個時常被使用的評估手法是弧形定位法，此手法可用來辨認創傷能量——不論是身體／物理性、化學或情緒創傷等，都夾藏在身體內。身體爲了把創傷能量對身體的影響降到最低，於是把能量包在一個特定的地方，也就是身體把這個外來的、混亂的能量壓縮到一個小空間裡，形成「能量結」（energy cyst）。雖然這樣一來可以避免能量在全身亂竄、打擾身體，降低它對身體的危險性，然而，能量結的存在還是會干擾身體的功能及頭薦骨韻律。

我們可設想一條河流：河水流過石頭及土堆，如果河水中出現巨大障礙物，就會擾動河水，產生水花。身體如果有些地方無法順暢流動，就會很難維持平衡，就好比我們在湍急的河水中游泳或划獨木舟一樣，難以維持身體平衡。

有別於我在物理治療學到的任何評估技巧，弧形定位法這個工具特別不一樣。存在身體內的能量結有一個獨特的特徵，與頭薦骨韻律很不同。能量弧位在能量結中間，我們可以觸診的方式精確地定位。當我經過一段時間的練習，就能夠非常精確地辨認出能量結在身體裡的位置。

釋放能量結

處理能量結的手法很類似頭薦骨十步驟中筋膜橫隔的釋放方法：療癒師把手放在能量結兩側，然後與組織連結，跟隨能量結的動作以正常化。另一種稱爲「鬆開」（unwinding），此方法的操作方式是：療癒師以手支撐住藏有能量結的肢體（上肢或下肢），然後讓它自發地做出動作，達到自我釋放。

支撐案主的上肢或下肢讓他鬆開時，我會同時偵測手握住肢體部分的組織變化，並且專注在頭薦骨韻律。有時候身體的動作會加速、跳過重要的地方，以至於錯失完全釋放的大好機會。我會感覺到頭薦骨韻律短暫停頓，然後又再度回來，就好像播放CD的時候跳過一首歌沒有放一樣。在這些律動停頓的時刻，我會刻意稍微減慢動作，同時不去主導動作的方向。組織釋放的時候，頭薦骨韻律通常會停止，表示身體正在發生重要的事情。一旦能量結釋放，頭薦骨韻律會再度回來，肢體則會停止動作而放鬆下來。

藉由專注於身體組織的變化，療癒師可以更有效地處理一些細微、隱晦的身體受限，畢竟這些受限卡在身體中，對身體毫無助益。

視情況彈性調整療癒步驟

由於人體很複雜，且每個人的身體都有自己獨特的代償方式，五花八門，因此傳統的物理治療評估時常會錯失一些關鍵的地方。當其他的治療手法都無法完全解決身體組織的問題時，頭薦骨的三種評估方式——感受頭薦骨韻律、筋膜滑動和弧形定位法，可以快速又準確地找到問題的源頭。

我們回到剛剛講的例子，瑪雅和她的膝蓋痛。如果她膝蓋的軟組織發炎已經用傳統的方式治療過了（如冰敷、抬高、休息），她的症狀可能會因此暫時減輕，但這麼一來我們就會忽略了她的骨盆、尾骨及甲狀腺，這些地方也是她膝蓋疼痛的來源。倘若沒有頭薦骨療法這種全人療癒的介入，再怎麼治療都永遠無法完全根除主要造成瑪雅膝蓋疼痛反覆發生的眞正原因。

稱職的頭薦骨療癒師會在每次療程前用這三種評估方式，評估後，療癒師就會對這個案主當天的全身狀態有一個初步的概念，這將有助於接下來的療癒計畫擬定，以及後續的療癒成效評估。當我還在學習的時候，需要花一段滿長的時間在評估上，但現在我通常只需花兩到三分鐘就可以完成一個評估。

當我開始對使用評估工具及頭薦骨十步驟手法有信心之後，就開始不用按部就班地照步驟操作，這使得頭薦骨療程變得有彈性。我可以根據評估結果發現案主當下最阻塞的地方，並依照評估結果調整療癒方向。雖然步驟對剛開始起步的學習者很有幫助，但如果能夠彈性調整，會比較有效益。

對話與身體情緒釋放

當頭薦骨療法的基礎手法根基穩固之後，我又進階在優普哲機構上了「身體情緒釋放」（SomatoEmotional Release, SER）課程。我其中一位擁有哲學博士背景的老師提姆．哈頓（Tim Hutton）說：「身體情緒釋放是身體自然釋放創傷離開組織的方式。」

身體組織會以夾藏當下緊繃張力的方式去記住所發生的事件。在意外發生的當下，我們通常沒有時間去注意身體的感受；相反地，我們會阻隔身體的這些感覺和情緒，認爲之後我們就會去關注它，但我們好像從來都沒有回去做這件事情。頭薦骨療法是一個可以把張力和隱藏的情緒重新連結起來的方法。

身體情緒釋放是頭薦骨療法過程中的一個現象。療癒過程中，療癒師手下方的局部組織會開始反應並改變，組織的變化會像漣漪一樣擴散到身體的其他部位。換句話說，就算只是處理一個區域，整個身體都會有反應，而且通常都會有情緒連結，以及與這個調整過程相關的記憶，但也並非每次都如此。

身體情緒釋放產生的時候，頭薦骨韻律會全然停止，我們稱之爲「關鍵偵測點」（significance detector）。當我發現案主頭薦骨韻律停止的當下，時常都是他們自己跟我說：「你該不會是在做我七歲時發生的那次運動意外吧？」或者是：「天啊！我剛剛突然想到我從樹上跌下來、跌斷手臂那次經驗。我已經忘記這件事好多年了！」

注意頭薦骨韻律和關鍵偵測點，可以幫助我們在療癒過程中知道什麼時候有關鍵或有助益的事情正在發生。當案主的組織改變時，我可以支持他們探索回憶；然後當頭薦骨韻律再度回來時，我就知道我們已經離開那個療癒的情境了。

有時候會出現一個深層的律動停止，表示有夾藏於身體中的情緒，此時，療癒師可以用口語對話幫助案主完整釋放。這麼做，可以讓我們進一步了解創傷如何在身體、情緒及靈魂層面影響著我們。雖然如此，還是有些情境是不適合口語對話的——通常當案主處於深層放鬆的狀態時，對話就不是那麼必要，否則可能會打擾到整個過程。在這種情況下，那個好奇、想要聽故事的我就必須先到一邊去。

什麼時候該說、什麼時候不該說，或者不該說什麼，都是一種藝術。對我來說，這個說與不說的藝術還在持續發展中。約翰博士習慣用直接、大膽的方式與他的案主進行對話，這是他獨有的特色。但如果同樣的話從我口中說出來，就會很奇怪。我必須找到自己的療癒及對話風格。其實你只要做自己，任何風格都有效——案主分辨得出療癒師是否矯揉造作。

療癒性對話不等於心理治療，而且療癒師在做身體情緒釋放的對話時，對話的形式和程度會因療癒師的經驗及自在度而有所不同。我藉由參加讀書會、與同事互相交換頭薦骨療法、以及上進階技巧教學訓練課程來提升對話技巧。我的多年經驗與勤奮的練習，也幫助我在遇到技術有限、再也無法幫助到案主的時候能夠辨認出來，讓我知道此時必須轉介案主給其他專業人士，像是心理諮商師。

頭薦骨療法的細胞層面

約翰博士持續拓展頭薦骨方面的研究。二〇一三年，他寫了一本沉甸甸的書，書名叫作《細胞會說話》（*Cell Talk*）。他在這本書裡鉅細靡遺地描述了細胞如何行使功能、大腦不同部位扮演的角色，以及我們免疫系統的精巧複雜。對我來說，書中最有趣的部分莫過於解釋如何把目前的醫療科學發現運用在頭薦骨療法的那個部分。優普哲機構有幾門關於這方面的課程，以身體部位分類教授，比如大腦和免疫系統。

在《細胞會說話》的附錄中，約翰博士提到了「細胞記憶」。細胞記憶的概念是，細胞有自己的生命經驗，並且可以記得一切對它們產生影響的事件。細胞記憶的概念對有些人來說可能會覺得有點奇怪，但我發現在臨床治療上還滿受用的。我讀過其中一個最令人信服的例子是保羅．皮爾索（Paul Pearsall）寫的《心的密碼》（*The Heart's Code*）。書中，作者分享了一個故事：一位八歲女孩接受了另一位被殺害的十歲女孩的心臟移植，這位接受移植的女孩在術後開始做惡夢，且這些惡夢活靈活現，甚至包含命案的細節。由於她的夢境非常明確，以至於最終辦案人員得以依著夢境中的線索找到殺人犯並加以定罪。雖然並非每個故事都這麼戲劇化，但類似的事件常常在頭薦骨療癒師療癒接受移植的案主時發生，例子層出不窮。

感覺起來好像只要事件沒有被妥當處理，關於這個事件的記憶就會儲存於身體的細胞裡。當人們再度遭遇相似的事情時，這些記憶就會浮現，但也可能會因爲接受療癒（比如頭薦骨療法）而浮現。有時候是在接受療癒的當下，有時候則是在療癒過後一段時間浮現。舉例來說，我有一位案主在接受頭薦骨療法時，憶起她出生的時候是早產，當下她感到寒冷，於是在診療床上不停顫抖。她出生的那個年代，醫院才正開始發展早產兒醫療照護，所以她出生時可能沒有受到適當的保溫處理。

透過深刻地感受這些療癒過程中浮現的感覺和記憶，我的案主得到了更深層的自我領會與覺察。這樣的覺知過程可能會帶來戲劇性的變化，但也有可能只促成邁向身體疼痛緩解的一小步。

頭薦骨療法與免疫系統

我在上頭薦骨療法和免疫反應這兩個以《細胞會說話》一書的概念爲根基的課程

時，正好懷孕五個月，而且懷的是雙胞胎。每堂課的學員都會在彼此身上互相練習，所以我們有充裕的時間輪流扮演療癒師和案主的角色。

在一次練習的過程中我當案主，我開始注意到有類流感病毒在侵襲我其中一個寶寶。由於我的免疫系統比起寶寶的免疫系統來得成熟，也比較能夠抵抗病毒，於是我問我的身體是否可以去承擔這些病毒。奇妙的是，我的身體瞬間感受到所有你可以想像到的感冒症狀！我開始發燒、腎臟劇痛，骨頭深處也發疼，接著我的免疫系統馬上上工，短短五分鐘內，全部的症狀都消失了。我的經歷可能聽起來很詭異、令人難以置信，但這其實還滿常見的——當你親身體驗這些感覺時，將無可否認。

這堂課幫助我們發展跟被細菌、病毒和黴菌入侵的身體一起工作的技巧，並且提供有效的工具來幫助自體免疫失調的案主。在《活出奇蹟》（*Living Beyond Miracles*）一書中，作者狄巴克．喬布拉（Deepak Chopra）提及免疫系統，他稱免疫系統爲「漫遊的神經系統」。這樣的比喻其實暗示著我們的免疫系統是一個極度複雜的智慧系統，其中許多層面是科學還無法解釋的。話雖如此，頭薦骨療法卻能提供一個實際又有效的方式，直接與這個重要的系統工作。

頭薦骨療法與大腦

自從我在大學學習神經解剖學之後，就對大腦的功能感到著迷。另一門以《細胞會說話》的概念爲基礎的課，叫作「與腦對話」（The Brain Speaks）。課堂上，我們深入探討大腦不同部位的結構，以及它們彼此之間的關聯性。

我們花不少時間在研究小腦——一個大腦底部的區域。小腦在我們動作協調及流暢度方面，扮演著舉足輕重的角色。從演化的角度看，小腦也是腦部最古老的區域之一。當我在施做小腦的時候，感覺就像是與一個睿智的長者一起工作——一位值得我們敬重的長輩，但卻鮮少人聆聽他。即便如此，一旦小腦引起我們的注意，影響著小腦的問題就會迎刃而解。

新皮質是我們腦部最後發展的部位，也是掌控意識思想的區域之一。它時常凌駕在小腦之上，而且與小腦之間缺乏溝通。這樣的現象其實反應著我們的文化。在我們的文化中，人們習慣用理性邏輯的方式分析並做決策。我相信一旦建立小腦與新皮質間溝通的橋樑，小腦會很開心的（其他頭薦骨療癒師的經驗也證實了我的想法）。

在上課堂的其中一個練習時，我再度扮演案主的角色，我從一個叫作穹窿（fornix）的大腦結構得到啓發。穹窿的結構長得就像公羊角，與海馬迴相連。海馬迴負責處理長期記憶，然後傳送到大腦其他部位。

有趣的是，當扮演療癒師的同學連結到我的穹窿時，我意識到自己與別人對抗的傾向，就像羊角互seemed抵一般。這種反應在我的記憶系統中根深柢固，我的大腦與身體，在我的心靈之眼顯現這樣的影像——兩頭公羊頭牴著頭對抗，想要藉由這種方式解決牠們之間的衝突。這樣的行爲模式不知怎地在我體內生成，而我卻不自知。那次的療癒，使我了悟到與別人硬碰硬是不必要的，我大可放下對於自身立場的執著。那次深刻的領會也似乎讓我的大腦升級，從過往舊的行為模式中破繭而出（嗯……大部分啦！）。

另一個大腦中很重要的結構是網狀活化系統（reticular activating system），或稱網狀醒覺系統（reticular alarm system, RAS）。它從腦幹向上延伸，通過中腦和丘腦。這個系統的名字暗示了它的功能——我們對緊急事件的反應。它讓我們的身體進入戰或逃模式，使身體的腎上腺素分泌飆高。面對危險情境，這是一個適切且必須的反應，但在現今社會裡，我們常常因爲遭遇生活上的壓力或威脅而活化網狀醒覺系統，比如「我可能會丟掉工作！」或「他居然超我的車！」這些瑣碎的事情，使我們的網狀醒覺系統處於長期活化的狀態，進而持續消耗身體能量，使我們虛脫，如此一來，我們的身體就沒有足夠的能量，得以從最近日常活動中遭受的傷害和羞辱復原過來。藉由頭薦骨療法，我們可以與網狀醒覺系統對話，鼓勵它從高活躍狀態重新設定爲較低的活躍度，也就是比較恰當的程度。這個方法不管是使用在我本身或是我的案主身上，都非常有用。

還有一個工具可以激勵大腦，稱爲「頭顱骨幫浦技巧」。這個手法是在頭部跟隨頭薦骨韻律，然後用一個輕輕的幫浦力道促進它的活動。這個手法可以提升整個頭薦骨系統，並讓比較細微的身體受限更容易解開。

深度了解並慎選頭薦骨療癒師

優普哲機構的課程持續在更新，而且會根據最新的科學研究結果開發新的課程。舉例來說，自從我開始上他們的系列課程之後，就有一些新的課程陸續出現，比如受孕、懷孕及生產，逆轉老化、阿茲海默症和失智症的治療，還有在海中與海豚一起做治療的課。近幾年有一些新的研究報告是專門做頭薦骨韻律的測量，以及頭薦骨療法對一些疾患的影響，比如失智症、纖維肌痛症和多發性硬化症。在優普哲機構的官網上有研究文獻資料庫可供查詢，同時，機構也正積極地蒐集臨床例證，以供未來研究使用。

我透過參與課程、擔任助教，以及定期與一些資深的頭薦骨療癒師團體會面，我們一起做「多人多手療程」（多位療癒師同時療癒一位案主），來繼續加深學習。我們這個團體一年會見面幾次，彼此則會在週末相約互相做治療。見面的時候，我們會分享臨床病例和彼此的經驗，互相提供支持與建議給團體裡遭遇困難或者有成功療癒經驗的人，見面的時間大部分都花在療程上。能夠從這群資深又氣味相投的療癒師身上得到支持，不論是對我個人或我的專業而言，都是彌足珍貴的，有助於我精進技術。

約翰博士相信每個人都可以做頭薦骨療法，於是他自一開始開設課程，就開放給所有大眾參與。爲了發揚這個精神，機構甚至提供「共享保健」（ShareCare）的單日課程，給任何想要學習基本手法並運用在他們所愛之人身上的大眾，我會在這本書尾聲分享一些「共享保健」課程中的手法。也因爲約翰博士這樣的開放態度，讓這個技術變得廣爲人知，也讓許多人易於接觸；但缺點是，因爲頭薦骨療法不是一個必須經過考核認證的專業，以至於坊間許多良莠不齊的療癒師都聲稱他們會做頭薦骨療法。

有些專業需要經過官方考核認證，像是護理師或物理治療師。專業認證的好處是提供消費者一個基本保護，因爲認證機構會確保這些專業人士符合特定標準，並且遵守道德規範。這樣的檢定流程成本高昂，而且必須按部就班地進行，因美國許多州不想再增設新的證照制度，因此優普哲機構決定讓療癒師、案主及頭薦骨療法社群自己設立內部標準，做兩階段的認證。

第一階段是頭薦骨療法手法認證（CranioSacral Therapy Techniques Certification），需要療癒師上過特定課程，並完成一項全面的論述型考試、一項客觀考試／筆試，以及實際操作考試／口試。第二階段爲頭薦骨療法學位認證（CranioSacral Therapy Diplomate Certification），可以在完成手法認證並上過一些高階課程後再考。第二階段認證也包含論述型考試、客觀考試／筆試，以及實際操作考試／口試。除此之外，學位認證候選人必須做五個小時的演示或發表文章，然後於優普哲機構實習或者上臨床應用課。過程中，高階指導員會在五天之中觀察這位候選人的手法。上述兩階段的認證我都有拿到，我發現考取認證的過程，幫助我鞏固基礎知識並提升技術，這些都歸功於爲了考試所做的充足準備和責任心。

希望你能夠透過閱讀這一章，更了解頭薦骨療法的基本要素，以及可能會爲你帶來的幫助。如果你親自體驗過這個療法，就會有更深的見解。我們將在下一章一窺頭薦骨療法過程可能帶給你的體驗。

3

療癒過程可能體驗到的改變

每一次療程都是獨特的，每位案主都有自己處理情緒和能量的方式，而且可能每天都不一樣；除此之外，每位頭薦骨療癒師也都有自己的療癒模式。話雖如此，其整體的基本架構都是一樣的。在這一章，我會跟你描述療程可能的進行方式，接下來則會舉一些案例，讓你知道療程會因爲個人的差異性和當下情況的不同而千變萬化。

療程開始前：建立信任感

案主第一次拜訪頭薦骨療癒師，通常是熟悉並認識頭薦骨療法的機會，同時與療癒師建立友好關係和信任感。面對第一次來的案主，我都會在蒐集主訴資訊時，順便問他們一些問題，在這個過程中可以讓我們更熟悉彼此，同時也讓我了解他們對療程的期待。有一個問題我通常都會問：「你想從頭薦骨療法中獲得什麼效果？」我的目的是要讓案主說出他的期盼，然後幫他找出一個具體客觀、可以量測效果的方式。

舉例來說，如果有人回答：「我希望減輕疼痛。」如果我繼續問：「怎樣的程度會讓你覺得疼痛有減輕了？」他可能會回答：「如果我那天都不用吃止痛藥，就表示疼痛有減輕了。」這一連串的問與答可以幫助我們釐清我們要達成的目標是什麼，以及怎樣的結果表示目標有達成。

蒐集資訊的過程中，我與案主間開啓了一個至關重要的效應，這個過程會影響我們彼此。我和案主聊天時，除了意識上的口語溝通外，尙有非意識層面的非語言溝通。這是細胞層面的鏡像神經元，讓我們可以理解他人的想法和行爲。二〇〇六年《紐約時報》的一篇文章裡，義大利神經生理學家賈科莫．里佐拉蒂博士（Dr. Giacomo Rizzolatti）說：「我們是設計精良的社會生物，我們的生存仰賴於理解他人的行爲、意念和情緒。鏡像神經元讓我們得以不需要概念性思考，而是透過直接模仿，立即理解對方的想法。靠的是感覺，不是思考。」

鏡像神經元強調「療癒的臨在」在療程中的重要性。我持續接受頭薦骨療法以及規律冥想和做瑜伽的原因之一，就是爲了讓自己能夠在面對案主時保持扎根與中立。我知道如果我沒有保持扎根和中立，案主的非意識層面會馬上接收到我發出的感覺和意念，他們會因此感到不安全。就算他們無法解釋，但他們始終感覺得到。

第一次療程結束後，案主和療癒師通常就會知道他們是否合得來。（我喜歡在第三次療程後與案主確認他們的目標進展。如果到了第三次還是沒有達到，我們就應該更積極努力的朝目標前進。）當我完成了案主過往資訊的蒐集，也確定案主是安全、可以接受頭薦骨療法的，就可以開始進行療程了。

療程開始：進入深層的放鬆狀態

療程開始的時候，我會問案主是否有什麼問題要問，並且鼓勵他有什麼想講的隨時可以發問，特別是如果過程中感覺不適的話。然後我會請對方躺在我的診療床上，衣服穿著，面朝上正躺。需要的話，我會幫他墊個枕頭，讓他可以躺得舒適。如果遇到無法正躺的案主，比如懷孕後期的孕婦，也可以改爲側躺。孩童通常無法維持躺著不動，而幸運的是，成功的療癒並不需要案主持續躺著不動。雖然如此，這是考驗療癒師敏捷度的時候，平常的瑜伽鍛鍊就此派上用場！

案主躺好之後，我會把手放在他的腳上，然後一路放上去一直到顱部。我一邊把手放在案主身上，一邊注意頭薦骨韻律、筋膜張力和能量結。從這樣的評估中，我可以蒐集到對方身體的資訊，然後根據這些資訊決定療癒順序。接下來，我會把手放在最需要先被處理的地方，然後與該處組織連結。手擺放好之後，我會專注在我的感覺，並且被動地讓資訊跑到我的手中，而非自己努力地陷進去找尋資訊。同時，我也會注意自己身體的感覺。我會問自己：「有什麼張力是我可以放掉的嗎？」「我自己是否夠放鬆？」

至於放在案主身上的手，有時候我會專注在身體的一個區域、或者某一條張力線上，有時候則會一次專注在多個部位上。當我的手跟隨一條張力線或組織受限處時，我的案主時常也會感覺到相對應的緊繃、不舒服的區域、或甚至與他原本症狀相近的感覺。舉例來說，因爲偏頭痛來找我處理的案主，可能會在療癒過程中感覺到頭疼。案主也可能會感覺到他們體內的一些感受，讓他們回憶起生命中發生過的創傷事件或不舒服的經驗。這些狀況都是張力離開身體的徵兆，也讓我知道問題源頭有被處理到。不過有時候如果不適感太重或者案主無法承受，我會把手的力道放輕，或者甚至把手拿開。

每次療癒過程的能量都像波浪一樣。不妨把案主的感覺想像成波浪升起，當浪墜落碎裂成浪花，組織便會有釋放或改變的感覺，接下來疼痛會散去，或者案主會獲得關於不愉快經驗的深層體認。浪退去之後，他可能會有不同的感受，而不論感受是什麼，都可以回饋給療癒師。

療癒過程中，有時候我會請案主把其注意力帶到一個特定的身體部位，通常這是因爲我發現該處有張力或緊繃。有時候身體的緊繃處會需要案主的注意力（加上我的），才得以釋放並放鬆下來。我也會請案主進入到自己的身體裡面，回憶該部位以前功能完全正常時的感覺，然後感受那樣的感覺。利用想像力去感受每個細胞活力充沛、運作正常的感覺，就可以改變身體。其中最常見的改變就是出現放鬆的感覺。當案主有一股想要動起來的衝動時，我會鼓勵他就順著感覺做出那個動作，這樣一來即可幫助組織釋放長久累積的張力。當案主的身體鬆開時，就好像解開打結的項鍊，這邊扭轉一下、那邊滾動一下，讓卡住的地方解套。

有些時候我會引導案主把專注力放在特定的身體部位，然後請他回饋他的感覺，之後就無需言語了。這種療程結束後，案主會慢慢地張開眼睛、動一動身體，重新適應環境，然後分享他剛剛的感受。案主通常會說，剛才的感覺就好像快要睡著時那種半入眠狀態——沒有睡著，但也沒有完全清醒。而那些眞的睡著的人就會緊張地問他們剛剛有沒有打呼！

很多人會對這種深層放鬆的感覺感到驚訝。我的公公吉姆就有類似的感受。我剛開業的時候，他來給我治療。由於年輕時的他在海軍部隊服務，長時間在航空母艦的甲板下工作，造成他有耳鳴的毛病。吉姆從來沒接受過頭薦骨療法，但因爲他老婆（也就是我婆婆）很享受這種療法，便強力推薦他也做做看，所以他願意一試。

我用之前講的頭薦骨十步驟來療癒他，從頭到尾安靜沒說話，而他看起來很放鬆。我記得當時我發現他的小腦天幕有個緊繃點，小腦天幕是腦內一張橫向的膜，於是我用「拉耳法」（手法可謂名副其實）釋放那個緊繃點。

療程結束，吉姆坐起來，驚訝得目瞪口呆。他說，剛才他人生第一次發現，在內心對話的一來一往中，有一個深刻的寂靜。（這是冥想時會進入的一種狀態。能夠觀察內心對話固然很棒，但其實更重要的是專注於內心對話間的那刻寂靜。）幾天之後，吉姆發現他的耳鳴消失了！耳鳴消失的狀況持續了五個月以後，症狀雖然慢慢回來，但再也不像以前那般嚴重。

對身體變化保持覺察

如果你在頭薦骨療法過程中感到緊繃不舒服，對你有幫助的療癒就不會發生。我一定會跟案主說，如果你在過程中感覺到不舒服一定要說，如果你需要更多的空間也請馬上反應，我會馬上讓出空間給你。這是尊重一個個體並建立信任的重要基本原則。同樣地，當我要做頭薦骨療法的口內治療之前，我也會確定案主已經明白，在任何時候，他只要揮揮手，就可以暫停治療。你從頭到尾都可以掌控療程的進行，而且過程中如果覺得有任何不舒服都可以馬上停止或休息一下。有時候你可能會在療癒過程中有些許的不適感，但無論如何，你所處的環境都是安全且舒服的。

作爲頭薦骨療法的案主，可以注意自己身體的感覺，有任何變化都可以讓療癒師知道。藉由向內覺察，你可以感受到身體被釋放時的感覺和反應。最常見的釋放反應是深長的呼吸、肢體肌肉抽動、感覺到熱流，以及類似小小心跳一般的脈搏跳動。其實，這些釋放感覺都是很主觀的，而且因人而異，有時候案主也會描述說他感覺到冷冷的、刺刺的、顫抖、電流通過、安詳的感覺、搖晃、延伸擴張、變得柔軟、重重的和輕輕的感覺。不管你怎麼形容這些感覺，重要的是能夠在過程中追蹤這些感覺的轉變。

很多人覺得這些感受實在難以形容，一部分原因是因爲這些都是他從來沒有過的感覺，非常獨特。透過一些引導，案主會開始熟悉自我覺察身體感覺變化的技巧。而當感覺出現時就可以跟療癒師說，這樣一來，案主便可以提升感受自身身體變化的敏銳度。必要的時候，這樣的反饋也可以讓療癒師調整療癒手位或操作時的連結。

另一方面，我也有過多次從頭到尾不發一語卻有顯著效果的療癒經驗。有一次，我治療一個在卡丁車意外中全身多處骨折的案主。療程結束後，他慢慢地張開眼睛說：「哇……這眞的很猛！我剛剛用慢動作經歷了整個事故發生的經過。」

療程結束：回到現實世界

一般來說，療程結束後都會有「療程結束」但「療癒尚未完結」的幾分鐘。在這段時間裡，案主會整合剛剛的療癒，並且準備好回到現實世界。很多時候他們會問我：「我現在就必須起來了嗎？」「不能讓我整天都躺在這裡嗎？」人們常常跟我說，他們回家後打了個小盹兒或者當天晚上特別好睡。

睜開眼睛，從深層放鬆、內在覺知的狀態中醒過來並重新適應周遭環境，需要一些時間，不妨在療程結束後花一點時間讓自己適應一下，慢慢地轉頭看看四周環境，動一動身體。你的姿勢有不一樣嗎？原本疼痛或不舒服的部位有改變嗎？有沒有感覺變得更輕盈、更開闊呢？與其跟療癒師剖析剛剛的經驗，不如花一些時間細細地感受這些改變，因為理性分析很容易帶你遠離剛剛在診療床上的身體經驗。

以下個案分享著重在人們注意到療癒前後，身體、情緒及靈性上的變化，乃至於更深層地認識內在的自己（本我）。雖然我們只能幫個案作頭薦骨療法，但頭薦骨療法就像是催化劑一般，深遠地影響著他們人生的各個層面。

［個案分享2］

跳脫自我對身體的控制

臉部嚴重麻痺的妮可萊

妮可萊是韋恩・戴爾博士轉介來的案主（韋恩・戴爾博士也有在他的著作《夢想的顯化藝術》中提到這位個案）。妮可萊最近罹患貝爾氏麻痺，這是臉部一邊的第七對腦神經（又稱顏面神經）功能失常所致。顏面神經是控制我們臉部表情，如微笑、皺眉、眼睛開闔的神經。貝爾氏麻痺的起因不明，一般推測可能與病毒或細菌感染有關。

治療過程中，妮可萊和我討論她的病況。由於左半邊臉部嚴重麻痺，導致她的左眼無法閉闔，每天晚上都必須用膠帶貼起來才能入睡。她說話的時候無法好好地發音，也無法正常地咀嚼食物，而且左半邊的舌頭無法感覺到食物的味道。除此之外，她的頭也會劇痛。醫生說她可能永遠都不會好，而就算會好，也要花很多年的時間。這對二十歲正值青春年華的她來說，簡直是晴天霹靂。

由於我們在夏威夷美麗的茂宜島上進行療程，我要妮可萊注意聽海浪的聲音，同時注意有沒有任何感覺上的改變，如果方便的話可以讓我知道。然後我輕輕地把手放上去，評估頭薦骨韻律。我發現了臉部的張力和一個能量結，以及呼吸橫隔膜的頭薦骨韻律減少。我把手放在她的肋骨下緣，然後等著看她的組織想要做什麼。她脊椎兩旁的肌肉有很大的張力，大到她的下背部無法好好地平躺在床上。當我的手被吸引到她的胃部時，她的頭薦骨韻律自發性地停止，讓我知道這個部位在療程上具有關鍵意義。

我問妮可萊有沒有感覺到我手放的地方或身體其他地方有任何感覺

上的改變，她說她感覺到身體內部壓力上升，然後好像有看到一個黃色的卵形東西。在我的驅使下，她仔細確認這個黃色卵形的角色或涵義。當她的意念與這個圖像連結時，她描述這個黃卵爆炸成千萬個碎片，散落在她身旁，黃色變成她身體的一部分，那瞬間她感到無比放鬆。在她描述這些感受時，我發現我手下方她的身體組織變軟並延展開來，脊椎旁的肌肉張力都釋放了，下背部得以平躺在床面上。

此時此刻，並不只有我的案主有顯著的身體上的變化；妮可萊的母親琳達，從頭到尾都坐在房間裡。她描述說感覺到平靜、輕盈的能量。之後她說：「我記得有一個片刻，我情不自禁地微笑，因為我見證了療癒的發生。我可以看到、可以感覺到！」

我把手放在妮可萊的鎖骨和脖子底部，跟隨組織的動作，直到它們平衡下來。之後我做了她脖子上端與顱骨底部交界的區域，這裡時常會有張力存在，在釋放深層肌肉的過程中可能會有很痠的感覺，但通常是一種「爽痛感」。在施做這個區域的時候，通常我會引導案主專注在呼吸上，想像每次吐氣的時候張力離開身體。另外，療程進行到頭部之前，最重要的是將頸部盡可能地放到最鬆，因為許多主要的血管和淋巴結構通過此處，所以這邊需要完全釋放，才得以讓進出大腦的循環暢通。

我感覺到妮可萊的蝶骨有偏斜，這暗示她的頭部有被撞擊過。這個蝴蝶形狀的骨頭構成眼窩的後面，我們可以從太陽穴這邊觸碰到蝶骨的外緣。由於它坐落在頭部中央，所以和許多其他顱骨都相連，也就是說，如果它本身運作順暢，就會正面影響整個頭薦骨系統。當我問妮可萊，她的頭部是否有遭受過撞擊，她大吃一驚地回道：「說到這個，有耶！我趕到機場的時候有撞到車門。你是怎麼知道的？」

然後我戴起手套，感覺妮可萊的口腔。我可以感覺到上頜骨，也就是嘴巴的頂部有受限（阻塞），於是我用手指跟隨骨頭自己鬆開的動作，將阻塞解開。除此之外，我也注意到她的犁骨（一塊薄薄的、在嘴巴中間的骨頭）偏斜至一側，這樣的偏斜實際上反映並造成整個系統的不平衡。在我輕輕地矯正犁骨的當下，我感覺到它漸漸移動回正；接下來，妮可萊的蝶骨也再度回到正常動作，頭薦骨韻律變得順暢而平衡。

療程即將結束時，我邀請妮可萊想像一下，怎樣的畫面或感覺可以象徵療癒。她的腦海中浮現一個畫面：一塊海綿充滿淺藍色的光。於是我們請這道療癒藍光進入她的身體，想像身體像海綿，浸潤在藍光之中，然後吸得飽飽的。妮可萊做了一個深呼吸，之後我感覺到她的身體進入了一個非常深層的放鬆狀態。

療程結束前，我在她的枕骨做靜止點，使神經系統更加放鬆，並支持她的身體做自我矯正。她起身的時候，說她覺得似乎失去了線性時間的感覺，對療癒過程印象模糊。這是頭薦骨療法中常見的現象。後來她跟我說，本來以為自己會在微笑中結束療程，但結果並不是她想像的那樣，所以感到有點失望。但無論如何，她確實感受到一股深層的平靜。

回顧這段療癒過程，妮可萊說：「此次經驗過後，我必須說，你真的幫助我發現，原來自己以前一直在控制自己的身體，而你協助我跳脫這種自我控制，開啟身體與內心之間的溝通，我這才知道，原來我的身、心是一個整體。」

療癒後的改變

妮可萊的身體最後得到完善的恢復，再也不用耗費大量的能量在擔心是否能夠再度正常地控制臉部肌肉，這樣一來，她就有足夠的能量可以使用在身體上，做出正面的改變。我很開心能夠看見妮可萊在離開茂宜島之前，有這些美好的體驗。琳達後來打電話給我，說戴爾博士和我深刻地影響了她們母女倆，她的女兒現在能夠把能量專注在她想要的事物和已經成功達成的感覺上，而不是耗費在她不想要的事情上。

當一個女孩步入女人的生命階段，妮可萊運用這些經驗啓動她的人生。有些改變相對簡單，比如學會打高爾夫球。她一直想要學打高爾夫球，於是接下來她獲得一份在高爾夫球場的工作，可以讓她免費上課。更多的變化也在她的生命中展開，包括戴爾博士多次邀請妮可萊在他的巡迴講座中上台分享她的經驗。每次講座結束，被她的故事感動的聽眾都會蜂擁而上。在做過多場分享之後，妮可萊也決定把公眾演講納入未來生涯發展的考量中。

以下故事是療癒孩童和嬰兒的案例，你可以從閱讀這些分享中，獲得這個年齡族群接受幾次療程後的反應及預期效果，來對比妮可萊單次的療癒效應。同時，我們也會一起探索頭薦骨療法的效果，看它如何超越身體能量上的改變，進而創造整個家族系統的正面改變。

【個案分享3】

頭薦骨療法為家庭創造正向能量

十五個月大才會爬的馬克

我初次在諮詢會診遇見馬克時，他是個性情愉悅又可愛的十五足月嬰幼兒。他的母親安妮告訴我，她兒子最近開始癲癇，一天會發作幾次。在被確診之後，馬上就去看小兒神經學家。馬克有唐氏症，不過一直有跟上發展里程，直到過去這六個月，發展速度開始緩下來。現在，他在各領域都呈現顯著遲緩。安妮提到馬克一出生就接受了一連串侵入性的醫療介入，主要在嘴巴和喉嚨。我擔任過兒科物理治療師，有多年在醫院服務特殊需求小朋友的經驗，加上本身具備頭薦骨療法的技能，讓我得以應付馬克這樣的案例。

在我開始進行評估的時候，發現馬克的薦骨動作很小，且薦骨底端非常緊繃。我把手放在薦骨的上、下兩邊，感覺到它慢慢地變軟，並且有熱的感覺從組織中釋放出來，同時我也感覺到沿著整條脊椎的一些緊繃點放鬆並延展開來。

當我的手移動到馬克的右邊頸部時，他開始放聲大哭。哭不是警訊，只是前語言期孩童表達情緒的方式。當嬰兒啼哭的時候，我必須仔細偵測頭薦骨韻律，因為如果頭薦骨韻律停止，就表示他正在經歷重要的過程，並且用哭來表達他的感受。這種情境對頭薦骨療癒師和家長往往是個挑戰，因為我們都會下意識地想要伸手安慰孩子，讓他停止哭泣。

我向安妮解釋我並沒有傷害馬克，並跟她描述馬克的身體剛剛是如何解開張力的；同時我也再度向她保證，任何時候如果她想要我停止療癒孩子，我都會遵從她的意思。這樣做是有特殊意義的，因為安妮經常目睹馬克經歷痛苦的醫療過程，這讓她感到無能為力，一旦她知道自己可以控制局面，她會感覺比較舒服。在療癒孩童的過程中，我時常需要中斷數次，這樣除了可以讓孩子們中場休息一下、喘口氣，同時也能讓他們適時地接受父母安慰的抱抱。

在我們第一次療程的尾聲，我輕輕地把手指放在馬克頭顱底部的肌肉，並加上清楚的意念以釋放這個區域。我用極輕的力道接觸這個精細的身體部位，想像這個部位的解剖結構，同時用我的指尖偵測手指下方組織的反應。因為嬰兒這區的骨頭結構還在發育當中，加上馬克的唐氏症，這個部位的結構會比一般孩童來得不穩定，所以我用修改過的標準手法來療癒他。

安妮和我同時發現馬克在第一次療程結束後，更能夠挺直脊椎地坐著。回家之後，馬克的進步更是令人驚嘆。據安妮描述：「第一次給凱特療癒後的當天傍晚，馬克首次出現爬的動作。更精確地說，馬克從來都不曾嘗試爬行，但是當天傍晚，他在爸爸、媽媽之間來回地爬來爬去，速度還滿快、滿有活力的。我們簡直欣喜若狂。他目前什麼藥都沒有服用，唯一的改變就是新增了頭薦骨療法。」

在孩童的發展里程中，重大的改變發生在孩童發現自己可以行動自如地移動身體到他們想去的地方（或自由自在地搗蛋），而不需要照顧者拿玩具給他們。獨立活動的能力會激發孩子內在想要探索環境的動力，進而促進其他領域的發展。

明顯的進展

馬克第二次來的時候已被診斷為癲癇，並且有在服用藥物。這次我繼續療癒薦骨，將它釋放更多。療程中，我感受到他的薦骨和尾骨有延展的感覺。為了讓馬克可以整合這些新得到的活動度，我用了一個技術稱為「搖晃和滑動」，這個手法可以活動整個硬膜管。我一隻手放在顱骨下方，另一隻手放在薦骨下方，然後沿著脊椎上下跟隨頭薦骨韻律，幫助鬆動硬膜管並且釋放受限。這個手法使用在成人身上也是很舒服的，感覺起來很像你被穩穩的支持著，在搖籃裡舒服地擺盪。

馬克在療程中睡著了，而且一直熟睡到療程結束。安妮很開心，因為她兒子自從服用抗癲癇藥物以後就無法小睡，以至於常常很累、脾氣不好。我在馬克睡著的時候繼續療癒他，發現他的呼吸橫隔膜更開闊了。療程結束後，熟睡的馬克被抱回車上，上車繼續睡。

下一次治療時，我做了馬克的上胸和喉嚨區域。這個區域夾藏了馬克和安妮強烈的情緒，他馬上躁動起來，這讓安妮想起一個過往的經歷。有一次她帶馬克去看醫生，醫生為了看到她兒子喉部的狀況，便用麻醉劑噴霧噴他。馬克對此劇烈反抗，還因此嗆到。她回想起當時現場的人員都很緊張，而她則是感到很無助，因為她只能坐在旁邊看。

安妮在我的診間訴說這個故事，終於有適當的時間和空間讓她發現自己經歷了多少艱辛，重新感受當時複雜而混亂的情緒，使她流下了隱忍已久的淚水。以前，因為醫療人員總是忙著治療馬克，使她一直沒有辦法在想要抱兒子的時候碰觸到他；但現在，她總算可以表達她的渴望，重新找到自己的聲音，並學習幫馬克發聲。

再下一次他們來的時候，安妮發現馬克越來越能夠發出聲音，也比較會跟哥哥姊姊互動，而且也從匍匐爬行進階到小狗爬（雙手與膝蓋著地）了。他進來坐在診療床上的時候，會用閃閃動人的一雙綠眼睛與我作眼神接觸。

當我繼續用頭薦骨療法做他的頸部、喉部和嘴巴的時候，安妮提到馬克六個月大時呼吸困難，並且咳了好一陣子，直到醫生來訪，不斷吸出馬克嘴巴和喉嚨裡的黏液。她也提到馬克出生時有臍帶繞頸，這是另一個加諸在喉部軟組織的創傷經驗。這些創傷恰好符合馬克的口腔問題——他一直以來發聲都有困難，而且在進食和適應食物口感方面表現欠佳。除此之外，他對任何接近口腔的東西都過度敏感，這些反應都是可以理解的。他口腔過度敏感的情況，在我輕輕地療癒他口腔部位的不同組織後已逐漸減緩。

在馬克接受頭薦骨療法的這段時間裡，安妮因為自己可以主動參與馬克的治療而感到被賦予力量。她蒐集了許多治療癲癇的相關資料，並活躍於不同的線上支持團體。在蒐集資料的過程中，安妮找到一位基因醫師（DNA! Doctor），這位醫師專門使用自閉症研究機構裡的一個「戰勝自閉症」（Defeat Autism Now）療法。這位醫師發現馬克的血液裡含有高單位的鉛和汞，所以他們開始將這些重金屬清除到身體系統外。安妮後來告訴我：「你讓我看到一位穩重扎根、聰敏、直覺、堅強、獨立思考又謙遜的女性模樣，我從你的話語中學到許多，但我從觀察你做事當中學到更多。」

媽媽也需要被照顧

我也有幫安妮做頭薦骨療法。自從馬克出生以來，生命危急的狀況接連發生，使她大部分的時間都處於生存戰鬥模式下，極少有時間可以好好靜下來消化她所經歷的那些強烈情緒。

就像我在最後一章會提到的，我們的網狀醒覺系統在我們重複遭遇危險狀況時，會提高緊張強度。安妮就是長期處在這種過度警覺的狀態下，無法調適她的網狀醒覺系統，但這個狀態在我療癒她以後就改變了。

頭薦骨療法帶給安妮很大的影響。她有一個灰色握拳的幻覺影像，這代表艱辛、自我批判和批評的聲音。她發現這個聲音強烈影響著她，且幾乎駕馭了她。在她與這個拳頭談判之後，這個議題似乎就化解了。在她與拳頭對話的過程中，我把手放在她肚臍的上、下方，我可以感覺到在她最後找到解決方案時，腹部組織張力軟化下來了。療程過後她跟我說：「我從來沒有過這樣的感覺，就算是冥想的時候也沒有。這真的是一個很大的人生轉變。那個聲音後來又回來擾亂我，但它已經失去了影響力，再也無法滲透我了。」我覺得安妮的單次療癒效果，幾乎可以比擬馬克五次的效果。這次療癒不但幫助她降低自我懷疑，還讓她感到有力量可以為兒子做決定。

在為孩童療癒的時候，幫媽媽做頭薦骨療法也是重要的一環，因為媽媽通常是家庭的核心，如果媽媽有被好好地照顧到，整個家庭系統就會運作順暢。諷刺的是，許多媽媽總是很難把自己擺在第一位，她們寧願把所有的努力和專注力都放在孩子身上。即便如此，就像我說的，孩子們通常會感受並且反應媽媽的神經系統，所以媽媽的神經系統愈平靜，大家就會跟著平靜下來。

療癒後的改變

我為馬克做了十次頭薦骨療法以及為安妮做一次之後，他們全家搬去了美國東岸，但我還是持續追蹤馬克的近況。他們家持續接受對抗療法和替代療法，馬克也一直持續緩慢地進步。最近安妮描述馬克的狀況說：「他在笑、爬來爬去、拍手，最重要的是，他是個快樂的四歲小孩。他還不會說話或用手勢表達，但我可以讀他的眼睛。」儘管如此，療癒這條路無法總是一帆風順。有段時間馬克完全沒有癲癇，但有一次他卻癲癇發作嚴重到需要住院。

安妮在反饋中寫道：「凱特療癒馬克的效果令人驚嘆。他通常很怕生，而且對環境一點興趣都沒有，但居然一下子就對凱特產生好感。他與她眼神接觸、跟她靠在一起，並且用一種深層、非語言的方式與她溝通。這些行為模式都是他在物理治療師和職能治療師面前不曾出現過的。

「馬克與凱特一起跨越了許多障礙。因為癲癇的緣故，讓他幾乎沒能好好入睡，導致他長期疲倦。但接受頭薦骨療法的那些天，他就會變得平靜而扎根，療癒過後幾乎都可以睡得很好。良好的睡眠品質對他來說非常可貴！

「我個人的感想是，凱特讓我大開眼界，原來馬克還有這麼多其他治療選擇，這些替代療法已經證明對馬克帶來極大的幫助，我真的很感激她。如果沒有她出現在我們的人生中，我這個做媽媽的和我的孩子肯定會迷失在無效醫療的黑洞裡，山窮水盡。凱特讓我重拾了希望，並多次協助我穩定情緒。」

你會發現我在描述療癒過程時，都會在療程中問案主問題。我會大聲地問他們想要怎樣的療癒，並且問他們的身體知道什麼、需要什麼。下一章我會深入探討另一個重要的頭薦骨療法原則，它可以幫助人們與他們的自我療癒機制接觸並與之溝通，我們稱爲「啓動內在智慧」，或是約翰博士所稱的「內在的外科醫師」。

從過去十年與許多案主一起工作的經驗裡，我發現有一件事可能對有些人來說很容易接受，但對其他人來說會覺得很奇怪，那就是，療癒也可以從頭到尾安靜不說話地進行。此外，在適當的情境下，與你的內在智慧直接接觸可以帶來深刻的改變。

4

啟動你的內在智慧

頭薦骨療法有一個基本前提，那就是身體知道要怎麼自我療癒。然而，儘管我們都有這樣的知識，卻不表示我們能夠輕易做到。我們通常需要外在的支持，才得以穿越邏輯理性的大腦，與我們的內在智慧接通。

就像愛因斯坦說的：「我們不能用製造問題時同一水平的思維來解決問題。」你我一定都有過這樣的經驗：我們在腦海中演練了上千萬次的情境、想像各式各樣的行動，但始終無法在現實生活中做出任何改變。你可以回想看看身體是否也有類似的經驗？我知道這種感覺就像是倉鼠在跑輪上窮忙，跑到最後不堪負荷、筋疲力竭。

當你接觸自己的內在智慧時，尤其是在頭薦骨療程中，你的主動參與以及與療癒師來回的對話，將開啓一個全新的經驗，協助你找到以前看似不可能的解決方案。請不要讓自己卡在一個心態裡，想說：「我付錢給你，然後我就躺下來，你要負責修復我。」當案主和療癒師一起攜手合作、探索身體的內在智慧時，最好的療癒和體現就會發生。

有些人非常的獨立自主，無法把自己交託給療癒師，覺得凡事都得靠自己。這是因爲這些人的成長和教育背景，讓他們覺得自己的問題必須自己獨立解決，尋求協助是弱者的表現。其他還有些人認爲跟他人講述自己的關係障礙，可能會被出賣。英國有一種「咬緊牙關不叫苦」（keep a stiff upper lip）的文化，在美國，「先鋒精神」（pioneer spirit）深植人心，而且美國人傾向凡事自己獨立完成。

雖然自助練習（下一章會有詳細的說明與範例）是健康生活中不可或缺的一塊，我們還是要能夠區辨哪些事情必須尋求協助，因爲我們都是相互依存的，而且支持是療癒過程中很重要的一部分，當我們能夠敞開心房接受幫助，我們的問題就可以更快獲得解決。頭薦骨療法是絕佳的媒介，讓我們可以給予並接受協助。除了療癒師給予的支持外，邀請你的身體知識到療程中，將可以爲你帶來更多你需要的資源。

接觸你的內在智慧

當我跟案主解說「內在智慧」這個概念時，我問他們是否同意我們身體裡有一個部分，它知道所有身體和人生發生過的事情。雖然有些人會懷疑他們可以接觸自己的內在意識，但絕大部分的人都可以接受身體有一個內在意識的概念。當他們知曉內在智慧的存在時，我就會問他們是否希望使用這個部分，讓它在療程中引領我們。通常在被做頭薦骨療法的時候，身體會進入深層的放鬆狀態。在這個狀態下，人們會更容易接觸到自己的內在意識。如果他們無法自然而然地進入這樣的放鬆狀態，我就會用靜止點導引法協助他們。

我的案主對於他們內在智慧的描述五花八門，包括天使、動物、指導靈、聖靈和其他人（活著的或已過世的）。我覺得身體為了達到傳達知識的目的，似乎不惜化身成各種形態，變化無窮。當人們能夠想像他們的內在智慧時，他們就可以用相同的方式與自己的身體部位連結，比如說他們的心臟，然後進一步得知問題是什麼、以及問題是如何被影響而產生的。

有些人很願意分享他們在療程中的所有想法和感覺，有些人則傾向保持緘默，有時甚至會對顯現的畫面產生懷疑，或者擔心自己是不是哪裡沒有做對。當案主與自己的內在智慧連結時，我會在一旁感覺頭薦骨韻律，因爲我知道律動如果驟然停止，就表示有重要的事情發生。時常當我問：「剛剛發生了什麼事？」就足以鼓勵案主開始分享他們的體驗。但有些人還是會繼續保持沉默，因爲剛剛浮現的想法和感覺對他們來說不具任何意義或不合邏輯。儘管如此，那些最奧妙的自我探索通常開頭都是：「我覺得這眞的很不合邏輯，但我剛剛看到……」

案主有時候會問我：「難道你知道我在想什麼？你看到了什麼？」老實說，我壓根兒不知道他們在想什麼，而且大部分時候我也沒有看到什麼。我們並不鼓勵療癒師把自己腦袋裡浮現的想法和畫面主動告訴案主，因爲我們根本不能保證這些訊息到底是來自案主還是療癒師本身。

就算我眞的接收到某個準確的圖像，若案主自己能在對的時間點親自接收這些訊息，這才是最重要的，如此一來，他們才能信任並擁有這個屬於他們自己的體驗。我相信，親自探索自己的內在世界、找尋來自自身的答案、以及遵循每個人自己與內在智慧連結的方式，是非常重要的。這就是爲什麼有時候我問案主問題的時候會同時告知他們：「不想回答也沒關係，不用一定要回答。」有時候我的注意力會被拉到身體的某個部位，此時我會建議他們也把注意力放在那個部位。雖然他們可能不會有什麼特別的感覺，但通常只要他們的注意力放在該處，就足以讓該身體部位起變化。

與內在智慧溝通

不論透過什麼形式，一旦案主與他們的內在智慧連結，我就會邀請他們看看能不能與內在智慧對話。如果內在智慧同意了，我就會要求案主盡可能不要透過任何的修飾或審查，把內在智慧的話直接說出來。當我們達成共識後，我就會開始問案主到底發生了什麼事，接下來，內在智慧就會引導我們直到療程結束。

有時候我們得以追溯到問題的動態。舉例來說，在孩童時期，你的心臟爲了保護你，發展出有力的防護罩，一旦你長大了，這個心的遮罩反而讓你無法與你所愛的人深深地連結。要知道，這些現在阻擋我們的東西，在過去保護、服侍了我們；往往當我們了解這點，身體就得以釋放長久以來一直緊抓不放的東西。我們常常會很想跳過這些探索繁瑣問題根源的步驟，直截了當地把這些不需要的阻礙扔掉，但這是個寶貴的機會，最好不要忽略它。就像約翰博士說的：「凡是我們所抗拒的，都會一直存在。」

身體設定的這些自我保護機制可能會很不情願離開，同時，你的內在智慧可能也會擔心，倘若你失去了這些長期站崗的保護者，你是否能夠承受接下來要發生的狀況。我們應該要尊重這個堅持不想改變的抗性，而不是去迴避它、或想盡辦法就是要改變。其實，順著對你最舒服、最有利的方式就好了。

身爲案主，你接受愈多次頭薦骨療法、愈能舒服地與你的內在智慧交流，你就愈知道什麼時候與內在智慧對話可以幫助到你，也知道什麼時候必須安靜，單單聆聽它。你可能會發現，冥想可以幫助你達到放鬆的狀態，幫助你與這個部分的自己連結；或者，你也可能在禱告中找到這個境地；又或者，在你與天使或指導靈連結的時候。

無論如何，有時候案主就是無法到達那個狀態，去接觸自己的內在知識。這時我就會偵測他們的頭薦骨韻律，用是非題與之對談。我可以大聲地說出我的問題，讓案主也聽到；或者，我也可以在內心完成一系列對話，這取決於你的偏好。

珍在移除腦部腫瘤後不久來找我，她正準備接受一連串放射線治療，緊張之情，可以理解。經過評估後，我決定從胸腺開始著手。胸腺是位於身體中間的一個免疫系統，我想看看要怎麼幫助這個部位度過放射線治療的考驗。我問珍想要以怎樣的方式進行療癒，她說想要以說出問題的方式進行。

我的手放在胸腺上，問道：「胸腺啊，你在嗎？」

我感覺珍的頭薦骨韻律停止了，這表示答案是「在」。

我繼續問：「我是否可以問你一些問題？」

「可以。」

「你知道珍的腦部還有一些殘餘的腫瘤，接下來要接受放射線治療嗎？」

問完這個問題後，珍的頭薦骨韻律並沒有停止，意思就是「不知道」。於是我對著胸腺解釋接下來放療的計畫和排程，然後把手放在珍的頭部，問道：「你可不可以送一些士兵過去查看腫瘤還在不在？」

「可以。」

我就這樣來回地以這個方式進行對話，療程結束時，那個有腫瘤的地方感覺起來變軟許多。

珍覺得這次的對話幫助了她的身體準備健康的組織，面對接下來的放療。她想像未來治療的過程就像她想要的那樣、想像她身體的細胞與放療一起合作，然後抱持堅定的信心，相信自己不會經歷任何預期的副作用。她在接受治療的過程中繼續這樣想像，而治療果眞就像她冀望的那樣順利成功，沒有經歷任何不舒服的副作用。

精通對話的藝術

我在優普哲機構的一系列課程中，學習到如何與案主的內在智慧對話，至今我仍持續發展這方面的技巧。除此之外，參加多人多手療程團體時得到的經驗更是無價，因爲我不只可以跟同學們一起練習，在輪到我接受療癒的時候，我可以直接感覺身爲被療癒者，什麼對我而言是有幫助的。我認識的所有頭薦骨療癒師都繼續用各種對他們有幫助的方式學習保持中立、執行有效益的對話。爲了達到目的，有一個療癒師發現，她所受的即興表演訓練，有助於這方面的發展，因爲即興表演不鼓勵演員有先入爲主的想法或主導對話，而是鼓勵演員們處在當下。她說，這讓她可以保持開放的心，聆聽案主的話語，而非專注在她自己的想法、批判當下發生的事情。

後來，我在一個叫作「探究程序」（Inquiry Process）的課程訓練中，進一步精鍊了對話技巧。我發現這個方法讓我得以深入、強化在優普哲機構中學到的架構，讓我可以在案主的感覺、記憶和畫面浮現時支持他們。在我上完第一場「人生教練：認識探究程序」（Life Coaching for Results: An Introduction to the Inquiry Process）工作坊的時候，我決定花三年時間繼續跟隨創辦人阿瑪蘭．塔諾夫（Amaran Tarnoff）學習。

巧的是，某天我先生出差回來，建議我應該考慮當「人生教練」之後，我就剛好發現了這個課程。在回程的飛機上，我先生鄰座的一位女士就是人生教練，她跟他說了一切有關人生教練的事。我先生發現很多我的朋友都會找我聊聊人生遭遇的困難和問題，也知道我樂於支持他們。當時的我從來沒聽過什麼人生教練，但基於先生對我的信念，我開始研究這個領域，最後找到了阿瑪蘭和探究程序。

阿瑪蘭把他的技術拆解成可以遵循的步驟，雖然聽起來令人難以置信地簡單，不過一旦精通此技術，就可以發揮巨大的效果。

以下簡短描述我如何運用此技術的每一個步驟到頭薦骨療法中，雖然沒有冗長地敘述整個過程，但可以讓你對我如何與他人的內在智慧對話有一個概念。運用這些步驟到你的人生中，可以幫助你的人際關係，因爲它就是這麼幫助了我。

1. **確認成果**。我的案主和我在開始合作前會一起釐清預期成果，看看他們想要在與他們的內在智慧對話的過程當中獲得什麼成效。他們可能會發現自己身體或心理的哪個地方想要改善，舉例來說，他們的心臟可能會想要更開闊或少一點疼痛。

2. **發現問題**。這是最有趣的部分！在此階段，我的案主和我會去探索他們沒有助益的模式，當初是怎麼出現在身體裡的。通常這是一個與案主協調的過程，因爲通常案主只想要疼痛趕快離開，但疼痛本身卻認爲自己有必要留著，而且並不想離開！此時，我們會去了解兩邊的立場，然後找到兩方的中間地帶。我的角色就像是雙方的協調師，同時爲我的案主以及不想釋放掉疼痛的那方辯護。

3. 創造解決策略。一旦我們解開了主要的問題，就可以發展出一個行動計畫。比如，案主承諾以後會好好冥想和做瑜伽後，疼痛可能就會同意離開。

4. 創造支持策略。最後一個步驟是爲我的案主設定無批判的支持計畫。一個簡單的例子就是請案主在成功完成解決策略時，與他一個信任的朋友分享，或者是在行動完成時犒賞自己。

有效的對話架構

我在「探究程序」的訓練中，學會如何問開放性的問題。開放性的問題無法用「是」或「否」這麼簡單的方式回答。同時，我也學習如何問非批判性的問題。頭薦骨療法和探究程序的基本原則都是「無批判」的精神。通常人們感覺自己被批判的時候，就會傾向停止說話。然而，當人們停止說話的時候，就會阻擋他們跳脫自己的思考框架，向外界尋求解決方案。

安全感可以讓我們與內在智慧連結，傾聽直覺和右腦的聲音，而不是善於分析的左腦。當我們聆聽自己的內在對話，或阿瑪蘭所謂的「私人談話」時，會大吃一驚，原來我們一天當中花了這麼多時間在批判自己，我們用一些自我質疑的問題在折磨自己的大腦——「我爲什麼當時沒有……？」「我爲什麼不能……？」我都會跟案主說，「爲什麼」這三個字不會爲你帶來任何解方。接下來，我會引導他們用另一種方式設定問題。

不論我用多高超的技巧，整個對話過程有時候就像是在摸黑找路。先別談我受過多好的訓練，或者在過程中多麼努力保持無批判、不主導的最高準則，我還是無法每次都成功問出最理想的問題。雖然如此，案主本身也會在回答問題的時候遭遇焦慮的窘境。不過只要我們一直維持療癒空間，療程還是會順利進行。同時我也會提醒案主，我們現在就像是在邊緣遊走，看看能不能跳脫框架，找尋解決方案。

問問題的過程，教會了我要能夠接納自己的「不知道」。事實上，我發現有時候「不知道」反而讓人感到舒坦，就像阿瑪蘭所說的：「人們心中早有答案，缺的是問題。」其實，答案在適當的時機、對的情境下，就會自然出現。我不再因爲案主以「不知道」回答我的問題時感到焦慮，我反而鼓勵他們與他們的「不知道」共處一陣子，過一段時間再追蹤剛才的問題。我與案主合作，製造對的情境，讓答案自己浮現。有時候，一切都會在案主躺在床上的那段時間迎刃而解，有時則需要數次療程才得以水落石出。

療癒的臨在

另一個與內在智慧成功合作的關鍵是執行者本身的「療癒臨在」。當案主正在面對的事件深深地觸動我時，我必須仔細觀照我自己的感受以及我身體的感覺。我在優普哲機構受訓之後，上了蘇珊．史科洛克－杜蘭納（Suzanne Scurlock-Durana）的課，蘇珊老師是約翰博士親自訓練的頭薦骨療癒師，她在跟隨約翰博士好些年後，爲療癒師們發展了療癒支持的系列課程。

蘇珊意識到，療癒師們需要知道如何自我照顧，並且避免在工作過程中耗盡自己，於是發展了「核心療癒」（Healing from the Core）訓練課程。她寫了一本書《全然臨在的身體》（*Full Body Presence*），內容在教導如何維持健康的療癒屏障，以及如何在工作的同時覺察自己身體的變化。練習與你的身體臨在，可以幫助你覺察自己是否扎根，也是當你處在不舒服的情境時，得以維持臨在的最佳工具。

蘇珊的書和CD不但能讓療癒師受益，也能幫助案主。書中提到的技巧，不但能夠在日常生活的實踐中帶給你助益，也能讓你從頭薦骨療法中收穫更多。當你遭遇難以面對的感覺和情境時，這些技巧可以支持你，使你能夠繼續保持臨在。

療癒師在面對案主的時候，需要一些技巧讓自己保持臨在，免於被案主負面的情緒吞噬。往往當我們自己本身有一些尚未解決的議題時，其他人的情緒就會輕易地引爆我們的問題；或者，我們會誤以爲自己必須去「修好」他們。一旦我們被別人的議題給吸進去，我們爲診療床上這個人所設立的臨在感就蕩然無存了。這樣的話，療癒師會覺得自己的能量被透支，而案主也會失去深刻自我觀照問題的機會，因爲此時療癒師已變成一個需要被支持的角色。

接受頭薦骨療法的過程中，我們可以發展與內在智慧連結的工具，然後在日常生活中使用這個工具來自我觀照。在接下來要分享的案例中，你可以看到我的案主如何繼續運用她的對話結果，作爲居家自助工具。

【個案分享4】

觀照受傷的內在世界

金是我治療將近兩年的個案，在其中一次療程中，她描述了自己在與第一任丈夫離婚期間，自尊心一直很低落。她敘述的時候，語氣淡定，好像是在講老早就已經解決的陳年往事。某種程度上，確實如此。她已經做過諮商，而且腦袋也明白婚姻破裂的癥結點。但是還有一個漏掉的部分藏匿在她的身體中。當我們用理性腦分析的時候，往往忽略了療癒過程中一個至關重要的步驟——感覺。就好像是「大腦」覺得自己比「身體感覺」來得高尚，於是大腦的優越感抑制了我們的感覺，使我們沒有辦法完全釋放過去發生的事件。

在療癒金的時候，我鼓勵她在說話的同時，觀照自己的身體反應，同時我也讓她知道我感受到她身體的變化。接下來，為了讓她更自在放鬆並且被支持著，我邀請她想像一個能夠帶給她寧靜的地方或人。金很快地看到自己與祖母在一座花園裡，她被祖母的愛包圍。這座心靈花園有許多白色的花，對她來說別具意義。金注意到花園的後方有一個遮罩，把她與一團團的能量球分隔開來，每顆能量球都代表著懸而未決的議題，她知道這些議題都有待處理，但她卻選擇一直把它們擱置一旁，因為她害怕與它們面對面。

當金在描述花園場景的時候，我發現她的頭薦骨韻律是停止的，這表示當下的對話內容具有療癒價值。我的手放在她胃的位置，給她與身體連結的感覺，同時我用言語鼓勵，讓她感受到足夠的支持，願意去看一下那些能量球。

金在處理其中兩顆能量球時說道：

「第一顆能量球與我父親的去世有關。當時他罹患腦癌末期，在他生病的短短時間裡，我是他唯一的照顧者。稍早的時候，我與父親討論到遺言以及交代事項。我投入全部的力量，確保他交代的事情都有按照他的意思完成，我也相信我確實有完成承諾。但經過一段時間後，我開始會想：『父親真的覺得我有達成他交代的任務嗎？』由於父親臨終時，我們沒有太多時間可溝通，以至於無法得到他明確的肯定，於是我開始自我懷疑，其中摻雜著悔恨，沉重地壓在我心頭十八年，一直無法放下。

「然後，我看見我自己的花園被這些美麗的花包圍，我一點一滴地撿拾起我的質疑和那七個月內發生的種種。在我的心靈花園，我可以回答自己那些質疑，而且我也相信我有達到父親的期望，完成他的遺願。現在當我再度看見內心的花園，能量球已經變成亮亮的球燈，我感覺到愛和光明。

「第二個議題擱在我心中已將近四十年。我很年輕的時候，嫁給了一個完美的男人，但我現在知道，當時的我其實還沒準備好接受這麼多的愛，我好害怕自己不夠好，配不上他，所以我逃走了。當我跳進第二顆能量球要去探索它的時候，花園四周的花瞬間變成了我的婚禮捧花。我花了一點時間去解讀其中的涵義，最後我理解了：這件事情的核心是要我原諒自己當時不成熟的行為。

「我就好像一個破裂的水壩，所有的情緒和答案湧入我的腦袋。我的心再度感受到痛苦和羞愧，但對當時那個年輕的我，有著理解與憐憫。今天，我可以更輕鬆地看待這件事，但我始終可以感受到那份哀傷。當年那個年輕的女孩是多麼地手足無措，害怕接受美好的事物。

「雖然至今我仍能感受到自己還是渴望那份愛，然而我發現，我可以從關懷別人的過程中得到一樣的愛。我知道我可以每天運用這份源源不絕的關懷，並且與人分享它的美好。」

在頭薦骨療癒的過程中，花園變成一個金熟悉且安全的地方，讓她可以好好探索內在智慧。現在，這個方式已經成為金在家的自我練習工具，不但快速且方便。回到家後，她會花一點時間安靜地與自己相處，觀照自己的狀態。

就像你看到的，我們無法預期療程會如何進行，也無法猜測案主的問題會如何得到解套，但倘若我們能夠信任整個過程與內在智慧，一切就會水到渠成。當你可以舒服地與你的內在智慧連結，並且在頭薦骨療法中運用適當的對話，你將會愛上它的多元與無窮潛能。

直至現在，你在閱讀我的個案分享時可能會發現，來找我的案主想解決的問題與所處的情境各式各樣、不勝枚舉。在下一章，我會提到一些頭薦骨療法常見的運用方式與適應症。

5

頭薦骨療法可以對治的症狀

頭薦骨療法僅僅透過輕柔的碰觸來調整身體的自癒機制，就可以帶來深刻的改變。這是一種非常有效的療癒方法，不管是對輕微的急性發作或是嚴重的慢性疾病都能有所幫助。不過每次只要有人跟我說某種療法可以治百病，我的心裡就會立刻拉起警報。如果你覺得這種說法聽起來美妙得不像是眞的，那它很可能就不是眞的！還有，如果有人說某種療法對每個人都有效，完全不需要其他醫療介入，那也是胡說八道！

我就坦白對你說吧：沒有任何一種療法（或是手術、藥物），可以在每次治療的時候，對每一個人都保證有效。你可能也非常清楚，就算有人從醫生那裡獲得診斷，我們也不見得了解該疾病眞正的成因；而且獲得同樣診斷的病人，很有可能會表現出非常不一樣的症狀。

每一次的頭薦骨療程，都是根據療癒師對於案主的頭薦骨韻律、筋膜受限程度、以及能量糾結模式的評估來進行。頭薦骨療法可以對某個特定症狀發揮多大的舒緩效果，這點因人而異，端看這些症狀已經持續多久、案主和療癒師的能量是否匹配，以及案主進行頭薦骨療法的頻率。

由於頭薦骨療法的目的是要找到案主身體內部失衡的原因，而不是繞著診斷或是症狀打轉，因此把它可以療癒的疾病通通列出來並沒有太大的意義。每個人、每個處境都有其獨特性。或許我們可以這麼說：頭薦骨療法療癒的是人，而不是疾病。

透過我在這一章提供的個案分享，你會知道不同的人在運用頭薦骨療法時有許多不同的做法。我選擇的個案包含了各式各樣的案主，他們的年紀都不一樣，呈現出來的問題也相當不同。有些人只接受過幾次療程，有些人則是進行了爲期好幾年的療癒。我把急症和慢性疾病都納入其中，在你閱讀的過程中，我會爲你說明這些個案要闡明的是哪些與頭薦骨療法有關的重點。

下背痛

下背痛可說是頭薦骨療癒師最常遇到的問題之一。我在這裡要提供幾個個案，讓你們知道不同的案主可能會表現出同樣類型的疼痛，但是療癒師卻必須在他們身上其他不同的部位進行療癒，才能把問題的根源處理好。

在以下兩個個案中，我的案主都是青少年。一般來說，年輕的案主和成年案主相較，前者只需要幾次療程就可以把身上的問題清理妥當。我真的很喜歡和青少年的孩子一起工作，他們通常會覺得頭薦骨療法是一種新奇而又不可思議的體驗，但總要表現出一副「若無其事」的樣子！

【個案分享5】

牙套造成的下背痛

露西年方十六歲，但是當她來找我的時候，已經因為下背痛而苦惱了快兩年。她沒辦法走太多路，常常才走一下就覺得渾身難受。物理治療改善了她關節的活動度，但是沒有減輕她的背痛。針灸和按摩也只能讓她暫時好過一點。當地兒童醫院疼痛門診的醫生找不到她背痛的原因，也不知道該怎麼治療，讓露西覺得很沮喪。她在一次騎馬的時候從馬背上摔下來，三個月後她開始有了背痛；那陣子是她身體發育的狂飆期，當時她還拆除了牙套。

在我們第一次療程的時候，我發現她的骨盆和橫隔膜都有很好的開展度，但是口腔內部的結構卻很緊繃。我對露西說明這一點，她同意我們可以在下次的療程針對口腔的緊繃進行放鬆，雖然她很懷疑這麼做會有什麼用。她已經看過很多不同的治療師，但是結果都不怎麼樣。

在第二次療程之前，她的症狀沒有什麼變化。這一次我們在骨盆、橫隔膜、胸廓入口、舌骨和顱底進行橫隔膜釋放，不過我們把大部分的時間都花在口腔和下顎的工作上。當我釋放了露西顎骨和顳骨的緊繃，她立刻覺得下背比較不疼了，但她不確定是不是因為頭薦骨療法起了作用。我向她說明，她的身體可能對於牙套所造成的壓力不太適應，此外，她落馬造成了額外的驚嚇，這也是身體必須想辦法平衡的。因為這兩件事，我們的療癒工作必須消除牙套造成的長期緊繃，並且處理落馬造成的突發傷害。

露西來進行第三次療程時，覺得背痛的情況好轉不少。她開始能夠和朋友走上一段長長的路，而且只有在最後才會感到輕微的疼痛。在這次的療程當中，一開始我沿著她的中背釋放那裡緊繃的筋膜，然後進一步打開她口腔的空間。在這次療程過後，露西完全不痛了，她的下背痛在接下來三年都沒有復發。

後來露西離家念大學的時候下背痛又犯了，所以她又來找我進行頭薦骨療法。這一次我針對她左邊的腰肌工作——腰肌對下背提供了結構上的支持——並且持續地為她的口腔創造更多空間。在療程結束之後，她的下背痛完全消失，終於可以無痛一身輕地回到學校念書。

【個案分享6】

運動傷害造成的疼痛

麥肯娜正在讀高中的最後一年，過去兩年來，她的下背痛變得越來越嚴重。她對於自己即將拿籃球獎學金上大學感到非常興奮，但是又擔心自己的身體沒有辦法承受強度越來越高的訓練。或許你可以猜想得到，麥肯娜非常有上進心，她的籃球練習沒有一日中斷。頭薦骨療法能夠幫助身體回歸正位，並且讓它以最有效率的方式工作，這對於像麥肯娜這樣的運動員來說是非常有益的。頭薦骨療法可以改善他們的運動表現，並且能夠幫助他們療癒無法避免的運動傷害。

在第一次療程，麥肯娜對我說明她下背痛的情況，此外，她兩年前嚴重扭傷左腳腳踝，之後左邊膝蓋開始產生慢性疼痛。在進行評估的時候，我發現她左腳腳踝和脛骨的頭薦骨韻律在幅度上有減弱的現象，還有，她右髖的筋膜相當緊繃，在那裡有個能量結。當我們開始在麥肯娜的右臀工作，她說自己的左腿下面有一種溫熱和刺痛的感覺，這讓她感到非常新奇。當我們繼續進行，我注意到她的骨盆打開了，她的髖骨和髖臼之間的空間不再那麼緊縮，薦骨的壓力因此獲得釋放。

在這次療程結束之後，她站得又直又高，對於自己可以變得那麼舒服感到相當訝異。她再也沒有辦法用駝背的姿態坐著，她的姿勢完美而且毫不費力，不需要有人像對待青少年一樣地督促她「把身體坐正」！

療程結束後，她直奔去練籃球，說那是她這輩子最棒的一次射籃練習。

後來麥肯娜在比賽的時候出了嚴重的意外，很快又來找我。她跌倒的時候，另外一個女孩子剛好摔在她的頭上，導致她的頸部扭傷，還有一點輕微的腦震盪。我在進行檢查的時候，發現麥肯娜頸部的關節活動度剩下百分之七十五，此外她的動作變得非常緩慢而謹慎。我把手放在她上胸和頸部的肌肉上，然後沿著頸椎施做，麥肯娜的脖子和臉部感到一陣刺痛，左耳也有強烈的溫熱感。

短短幾天內，我們就進行了兩次各三十分鐘的療程，因為麥肯娜想要快點恢復。在那個禮拜結束的時候，她已經可以回到籃球場上，沒有再感到疼痛。現在，療癒過後四個月，她的下背已經完全不痛了，這是好幾年來的頭一遭。

頭痛

頭痛是頭薦骨療癒師另一個最常碰到的問題。在接下來的個案分享中，你會知道雖然案主表現出類似的症狀，但是造成他們頭痛的原因卻是非常不一樣的。

【個案分享7】

背部緊繃引起的頭痛

反覆發作、令人虛弱的頭痛，占據了安娜貝爾成年後大部分的時間。吃藥麻痺了痛感，但是從根本來說一點用也沒有，而且藥物會帶來一種讓人不愉快的鎮定感受。她看過很多專科醫師，也試過很多藥物，甚至還在頭部和頸部的肌肉注射類固醇。所有的大腦檢查和掃描結果都很正常，當她姊姊建議她試試看頭薦骨療法的時候，她幾乎已經快要放棄就醫，打算一輩子帶著慢性疼痛過活。

在我們第一次的療程當中，我發現安娜貝爾從雙腳往上一直到肋骨的頭薦骨韻律都表現得相當衰弱，特別是她的薦骨，那裡幾乎沒有活動。相反地，她頭部的頭薦骨韻律彷彿因為受到壓抑而呈現出誇張的律動。我問她，她的尾骨是否受過傷，她說「沒有」。

根據評估的結果，我開始在她的骨盆工作。在釋放了骨盆的橫隔膜之後，我用一隻手托住她下背的骨骼，輕輕地牽引薦骨離開最後一節腰椎，鼓勵它朝著雙腳的方向移動。幾分鐘之後，安娜貝爾的下背部開始有熱能釋放，然後她突然想起來自己以前的確摔過一跤。那是好幾年前，在她剛成為大學新鮮人的第一個禮拜，她學著溜滑板，但是滑板從她的腳下溜走，結果她一屁股跌坐在大街的正中央。雖然她馬上就站了起來，而且還能繼續練習，但是她身上的痠痛持續了好幾個禮拜。她的背部非常緊繃，所以我們在這工作了好一會兒。她說這真是奇怪，受到壓迫的明明是背部，然而卻在頭部感到疼痛。在療程快結束的時候，安娜貝爾有些飄飄然和放鬆地笑著說起那一次摔跤。她說這次疼痛只有稍微減緩一點，但是她很好奇自己下一次還會想到什麼事！

安娜貝爾第二次療程就安排在幾天後。她說她上次離開我的診療室時，頭痛變得很嚴重，而且持續了將近一天。她上床睡覺時覺得有點失去信心，但是隔天一早，她的頭痛減輕了不少。我重新做了一次評估，發現她渾身充滿了強而有力的頭薦骨韻律，只有在尾骨、肋骨後方、還有頭部的一些骨頭有些緊繃。在這次療程結束之後，她的頭痛完全消失了，一直到今天都沒有再發作過。

【個案分享 8】

情緒困擾導致的頭部壓力

茉莉在一個幽暗的冬日傍晚來到我的診療室進行第一次療程。她有嚴重的頭痛和肩頸疼痛，這讓她晚上都睡不好，每天都要很努力才能熬過上班的時間。我們的談話才剛開始沒多久，她就變得非常激動，再也無法忍住淚水。

我檢查她的頭薦骨韻律，發現它的活力有點減弱，這說明了為什麼她總是覺得很累。她的頭薦骨韻律在呼吸橫隔膜和喉嚨這兩個地方受到限制，此外，她頭部的右上方有一團很大的能量結。因為她來到診療室的時候已經陷入沮喪的狀態，我決定帶著她進行一次身體掃描，幫助她穩定下來，重新找到和自己的連結。我到她的雙腳前面坐著，托住她的腳跟，同時用話語引導她去感覺身體的每一個部位。這讓她的交感神經系統平靜下來，把她帶離強烈的「戰或逃」反應。躺在診療床上，她開始能夠感受自己的身體，好好地把注意力放在我們接著要進行的工作上。

我緩緩地讓我的雙手，跟她呼吸橫隔膜上、下的組織交融在一起。當這個部位逐漸軟化，也開始出現熱能的釋放，茱莉告訴我她頭上有個地方壓力很大，就是我發現能量結的位置。當我把手往上移到喉嚨，頭部的壓力逐漸升高，她感到越來越不舒服。就在我把手放到她頭上感覺到壓力的位置時，她嚇壞了，有些招架不住，說她不確定自己能不能忍受這種感覺。

我請茱莉試著感覺，看看這樣的壓力究竟占了她頭部多大的空間。

她說：「它像一個方塊，塞在頭部上方，都擠到我的大腦了。」當她和這個方塊連結的時候，身體有些發抖。她覺得這個方塊正在威脅她的生命，那是別人放到她頭上的，不是她原有的東西。

這樣的「看見」，為我展示出一條通往案主內在智慧的道路，所以我問她能不能讓我直接和這個方塊溝通，請她不要審查或是修正方塊想要說的話。這個方塊告訴我：「我存在的目的就是為了控制茉莉，告訴她怎麼做。」我對方塊說，這樣的做法為這個女人帶來了許多痛苦和不適，結果方塊對我說的話感到很驚訝。在許多的協商之後，方塊最後終於答應離開。

當茉莉發現腦內的壓力開始減輕，她變得非常激動。她嚇壞了，不知道該怎麼填補方塊離開之後留下來的大洞。我提醒她，她現在可以自己決定要讓什麼東西待在那裡。她決定讓粉紅色的療癒之光進來，想像這樣的光填滿了這個洞。在療程的尾聲，茉莉鬆了一口氣，同時也累壞了。

茉莉後來又到我這裡進行了兩次追蹤檢查，她說頭部的生理疼痛減緩以後，情緒上的不適也好了很多，現在比較不會覺得自己瀕臨崩潰邊緣了。

免疫系統失調

透過細胞生物學家布魯斯．立普頓（Bruce Lipton）的研究，我們知道DNA並不是「細胞的大腦」。換句話說，我們的身體並非全然由DNA所主宰，它還受到基因周圍的環境所影響。我們可以藉著改變我們的生存環境來改變疾病的進程——細胞所在的生理環境、我們的情緒環境，以及更進一步的能量環境。

在接下來的個案中，你會知道我們要如何運用對話跟胸腺溝通。胸腺是讓免疫系統順暢運作不可或缺的腺體，它能夠幫助我們維持身體健康。你將會知道，情緒一改變，細胞的行動也會跟著改變。

【個案分享9】

壓抑悲傷引發氣喘發作

大多數的案主通常會針對某個議題連續進行好幾次療程，不過單次的療程也可以為某些案主帶來戲劇性的轉變。莎拉就是在這樣一次值得紀念的療程之後停用了她的吸入器，此後八年都沒有再碰過它。莎拉是我的瑜伽老師兼好朋友，她利用瑜伽練習連結自己的內在智慧，這讓她得以在短時間內處理那麼強烈的經驗。

以下是她對於自己療程的描述：

「當我的父親被診斷出多發性骨髓瘤，醫生說他大概只剩下三到五年的生命，但我父親後來活了十年！他是個活生生的奇蹟，然而因為他的骨骼不斷退化，使得他活下來的每一步都是煎熬。

「他這些年一直在醫院進進出出，所以有一年他在生日期間去住院的時候，我並沒有想太多。我應該要好好注意他的症狀才對，因為那時他陷入昏迷，天亮的時候就過世了。我對於自己當時沒有陪著他，感到非常懊悔，雖然其他家人都在那裡。

「我父親過世以後，我沒有辦法停止哭泣。我知道自己這樣讓每個人都不好過，但我就是停不下來。葬禮的時候，我阿姨甚至得把我從他的棺材旁邊拖走。我想我會那樣哭，一定是出於某種需要。回到家後，我還是繼續哭。我無法控制地持續啜泣，而當我必須堵住自己的情緒去教瑜伽課，淚水經常就在課堂上潰堤。

「我對自己說不能再這樣下去了。『夠了』，我說，然後我就停止哭泣，但是在接下來的一個月，我開始感到呼吸困難。醫生說那是氣喘，可是我以前從來沒有得過氣喘。醫生給我開了吸入器和藥物，然後就沒了。我還是會呼吸困難，吃藥可能有一點用，但是我有點擔心藥物的副作用。

「我以前找凱特進行過一次頭薦骨療法，我很喜歡，所以我想看看這對於我的呼吸問題會不會有所幫助。和凱特在一起，我總是可以立刻就深深地進入狀況。她是一位寶貴的朋友，也是個有天賦的療癒師。

「在我們的療程中，我開始對她談起我的父親：因為我沒有在他過世的時候陪著他，我覺得非常傷心；我是怎麼哭了那麼長一段時間，後來又是怎樣停止哭泣。凱特建議邀請我的父親參加這個療程，我立刻就感覺到他的存在。他安慰我，他完全理解我無法在他過世的時候陪著他，但是我不用再為此擔心，他感到非常愉悅、非常平靜。

「接著凱特問我，是否能和我的胸腺說說話！我想，這真是個奇怪的請求。但是我全然地信任她，所以我答應了。當她問我的胸腺是否安好，我立刻就得到一個回答：『我沒辦法講話；我快溺死了。』凱特說從我的肺部延伸到我的手臂有個『能量河床』，所以我們邀請眼淚的水壩從這裡洩洪，讓淚水離開我的身體。我覺得被自己阻擋下來的淚水，開始從我的肺部和胸腺排出去，我這才明白，雖然我並沒有哭出來，但是我的內心仍然在哭泣。

「我立刻就鬆了一口氣，感到如釋重負。我的呼吸恢復正常，再也不需要吸入器或藥物。這真是個奇蹟！藉著把阻塞的地方鬆開，我們就可以重獲自由。」

莎拉所說的「能量河床」，與我疏通她的「手太陰肺經」有關，那是針灸經常會用到的一條能量通道。有趣的是，雖然這並非意料之外的事，在中醫裡，和肺部相連的情緒就是悲傷。

手術前的準備和手術後的復原

如果可以的話，在手術前進行頭薦骨療法可以幫助身體為這免不了的侵入性治療做好準備。頭薦骨療法能夠減輕術前焦慮，並且給身體一個機會去釋放不必要的緊繃。許多案主告訴我，把頭薦骨療法當成術前準備，不僅可讓手術變得比較不可怕、術後恢復得比較快，還能幫助減緩術後疼痛。

手術後施行的頭薦骨療法，通常會把焦點放在手術造成的筋膜改變上。筋膜是橫貫全身、範圍廣大的組織互聯網，當上面多了一道切口，它就會改變整體張力來進行自我修復，這種改變是爲了維持整體的穩定性，而不是爲了修復筋膜原本的功能。雖然身體有很強的適應能力，但是這樣的組織修復還是會讓我們的身體變得比較僵硬。

要處理這樣的筋膜變化，我的雙手會先和特定的組織建立連結，然後順著它的動能去變換手位。一開始，身體會因此變得更加緊繃，案主經常會再次體驗到之前經歷過的不適。不過只要我們順著組織進入這樣的緊繃模式，它就會開始移動而產生新的動向，製造出比較平衡、比較不那麼耗費能量的筋膜張力狀態。在這個時候，案主和我都會感覺到組織開始變得柔軟，也更加敞開。

在手術後接受頭薦骨療法還有另一個效用——將麻醉藥從身體排出，尤其是從腎臟排出。對此我有親身的體驗，我曾經在某次頭薦骨療法訓練課程中自願擔任示範者。當老師把手放在我的腎臟下方，我突然覺得腎臟充滿一種沉重而且黑暗的感受。我在嘴裡嚐到一種討厭的化學味，同時感覺到，十八個月前我在一場手術中施打的麻醉藥終於離開我的身體。之後，我覺得自己的身體變得輕盈許多。

【個案分享10】

術前照護與緩和焦慮

我曾經有過一個非常戲劇化的案例，那個案主打電話給我，問我能不能把他當天預約的時段讓給自己的母親，因為他母親的肚子很痛。我同意了，但是不知道情況究竟有多嚴重。我從來不知道接下來會發生什麼事！

當莎莉從停車場走到我的診療室時，她看起來就像懷胎五個月一樣。她沒有辦法好好站著，顯然處於某種急性發作狀態。她的肚子在過去幾個月來不斷漲大，醫生告訴她，她右邊的卵巢有顆很大的囊腫。她預約了下週一到醫院動手術，就在三天後，但是我不曉得她要怎麼撐到那一天。

看到她那麼難受，我對她特別小心，就像對待小孩子或小動物一樣。當我的手慢慢地靠近她的肚子，我感覺到一股強烈的抗拒，彷彿那裡豎起了一道障礙。我慢慢地進行，注意自己手心的感受，直到我覺得她接受了我的碰觸為止。她的身體開始放鬆，呼吸也變得比較緩和。我的手放在她肚子上才幾分鐘時間，她就吐了。還好，我還來得及把垃圾桶拿到她前面，接得正好！吐完以後，她更能好好放鬆，然後她把身體轉向左邊側躺，藉此舒緩疼痛。

我運用了「搖晃和滑動」硬脊膜神經管的手法（我在第三章個案分享3馬克的案例中做過說明），這能安定莎莉的神經系統。為了加強效果，我請莎莉想一個可以讓她放鬆的地方或是意象。她描述了某個位於瑞士山上的湖泊，我們兩人都透過想像在那裡遊蕩了一會兒，這時她的神經系統慢慢地平靜下來。

我們開始和她右邊的卵巢溝通，發現那裡有一些尚未解決的問題，跟她的第一段婚姻有關，還有在那一段婚姻中對於要不要再生孩子這件事所產生的內在衝突。當她坦承自己當時的感受，她的身體立刻就獲得釋放，骨盆的張力也隨之減輕不少。在療程的尾聲，我為她擴張了枕骨和第一節頸椎之間的空間，藉著減輕她的戰或逃反應來調節她的神經系統，並且誘發靜止點來整合剛剛所發生的一切變化。

在療程最後，莎莉終於可以好好地在診療床上躺著，而當她起身的時候，整個人看起來都不一樣了：她的臉上多了一些色彩，開始有了笑容。後來她的囊腫在禮拜天破裂，莎莉告訴我，我的療程幫助她撐過了那個週末。禮拜一進手術房的時候，醫生發現她得了卵巢癌，由於囊腫已經破裂，所以醫生將她的整個生殖器官連同部分淋巴結一起摘除。

莎莉術後復原得很快，而且幸運的是，她不需要再進行任何化療。雖然她的囊腫在短時間內急速變大，就此來說，她的癌症相當罕見，並且只有第一期而已。她很會照顧自己，採取了特殊的飲食方法來幫助身體復原，也蒐集了很多跟強化身體自癒機制有關的資料。我給了她一些運動上的建議，在術後，我們又進行了四次頭薦骨療法，把焦點都放在重新活化她的腹部筋膜和釋放該處殘留的緊繃。

【個案分享11】

手術房裡和手術房外的危機

有時候在手術房會發生一些無法預期的事情，其間涉入的各種能量可能會造成某些持續而又令人意想不到結果。比如說，當琵雅從腦部腫瘤手術甦醒過來，她立刻就感到事情有些不對勁。她帶著充分的信心到醫院來開刀，覺得一切都會很順利，但是現在她感受到的是一種陌生的、強烈的焦慮感。隨著時間過去，這樣的焦慮感仍然伴隨著她。

琵雅後來得知，在手術的過程中，因為有一條血管受到損傷，她的腦部曾經陷入嚴重的出血狀態。手術室裡大部分的醫師都認為他們應該就此收手，但是這麼做很可能會讓琵雅死亡或導致嚴重的大腦損傷。不過琵雅的主治醫師不肯放棄，他們最後成功止血，並且取出腫瘤。

當琵雅來找我進行頭薦骨療法的時候，我對於她動手術的事毫不知情。在我進行評估時，我發現她的心臟附近有著強大的能量結，那裡給我一種動彈不得的感受。當我的手與該處的組織建立連結，我問她對於自己身體的這個部位有沒有什麼特別的想法。她的眼裡突然泛出淚光，然後她告訴我三年前這場手術的故事。她說在手術之後，她總是覺得很焦慮。

琵雅從那個時候起就一直處於某種高度警戒的狀態，彷彿她還在手術房一樣。當我鼓勵她深深地去感覺自己的心臟，她終於能夠把她對於瀕死經驗的執著放下。當我的手和她的注意力都放在她的心臟，她知道自己已經脫離危險、可以放鬆了。她心臟周圍的組織開始變得柔軟，因為鬆了一口氣，她開始流下更多淚水。對於琵雅來說，這次療程是一次深刻且出乎意料的體驗。這是她第一次接觸頭薦骨療法，而且是她姊姊幫她預約的，在療程開始前半個鐘頭她才知道這件事。琵雅告訴我，經過這次療癒，她的焦慮程度大大地減少，對於這樣的結果她感到非常滿意。

懷孕和生產

女人在孕期會發生許多變化，而要身體跟上這些變化可是一大挑戰。當一個女人準備成為母親，她的身體會改變，賀爾蒙會劇烈變化，情緒也會跟著轉變。女人在這種時候經常也會發生某些靈性的開展，她們會感到詫異——在自己體內成長的這個小傢伙（或小傢伙們），究竟是從哪兒來的。當我肚子裡的雙胞胎來到這個世界，她們顯然有著截然不同的個性，絕不是生來就像「一張白紙」！

我很幸運，整個孕期都能夠接受每週一次的頭薦骨療法——我和我的朋友兼同事凱西，每個禮拜二早上都會互相交換療程。高危險妊娠常見的併發症，我一個都沒有，我甚至還報名了瑜伽師資班，而且游泳游到雙胞胎出生的前一天，那時我已懷孕三十九週。

儘管我的健康狀況良好，按照規定，我在懷孕末期還是得經常進行無壓力胎動檢查。醫護人員會把監視器放在肚子上檢查寶寶的心率，他們希望可以看到雙胞胎在移動時心律的起伏變化。這個程序可能會讓人感到相當焦慮，因為護士會想辦法在你的肚子上找到一個最好的位置來安放電擊導線，然後讓你自己孤伶伶地待在房間裡，跟機器綁在一起。

我決定忽視機器的存在，轉而聆聽蘇珊．史科洛克—杜蘭納的扎根靜心方法。我將我的頭薦骨方法以及我為了這個工作而累積的靜心技巧，亦即如何保持臨在和扎根，運用在這樣的情境之中。透過規律的頭薦骨療程，我和肚子裡的寶寶保持著良好的連結，我知道一切都很好，這大大地緩和了我的緊張。

和子宮裡的寶寶工作

小寶寶在出生前，就可以進行第一次頭薦骨療法。和子宮中的胎兒工作，感覺非常特別。每當我釋放了母親在身體結構上的緊張，肚子裡的小嬰兒通常會給我一個感激的踢腿或是伸展，因爲現在這個小傢伙可以移動到之前沒去過的、更開闊的空間。

我和我的朋友寶拉曾經一起和一位女性案主工作，那時她的第一個孩子再過幾個禮拜就要出生了。這個小寶貝胎位不正，媽媽試了很多方法想要把她轉過來。當寶拉和我試著打開這名母親骨盆和腹部一些比較緊繃的組織，我們發現胎兒開始活躍地移動。當這名母親在幾天之後進行產檢，寶寶的頭眞的轉下去了，她因此可以自然產的方式分娩。

和自己肚子裡的兩個寶寶對話，是我從事頭薦骨療法以來最棒的體驗。舉例來說，在我孕期最後兩個月，我的寶寶克萊兒改變了姿勢，從正常的頭部向下變成臀位，這代表我可能要剖腹產。當我和她溝通的時候，她說她覺得肚子裡太擠了，她要換個姿勢才會舒服。克萊兒給我一種感覺：她不在乎自己會以什麼方式出生；能夠誕生在這個世界上就讓她覺得很高興了。這幫助我接受孩子自己所選擇的出生方式，也讓我發現自己在孩子尚未出生的時候，已經把許多理想投射在她們身上。

在我的頭薦骨療程裡頭，我可以好好處理自己因為無法以自然的方式生下雙胞胎而產生的沮喪，並且看見自己有一些不太理性的想法，像是覺得自己因此而對不起她們。剖腹產讓我可以在她們出生的時候就與她們在一起，雖然對我來說一切還是發生得太快，讓我感到有些措手不及。我的雙胞胎出生的間隔只有一分鐘，而且她們出生之後，醫護人員只讓我們短短地接觸一會兒，我根本沒有足夠的時間可以體驗這件事所帶來的複雜感受。幾年之後，在一個由我的兩位友人和其他同事組成的多人多手頭薦骨小組中，我才有機會透過頭薦骨療法重新完成這個過程。那時我才有辦法將整個事件以慢速度重新播放，給自己時間來感受在那短暫的片刻裡發生得如此之快的強烈的愛，以及敞開的心房，並且安心地流下喜悅和幸福的眼淚。

和產後的母親工作

許多頭薦骨療癒師會和進入產程的母親一起工作，效果非常不錯。有些頭薦骨療癒師甚至專門服務懷孕和生產的母親，他們的工作就是讓延遲的產程重新啓動，幫助子宮頸擴張，並且提供非藥物性的放鬆和減痛。

生產過程中最常見的一種藥物減痛方法就是無痛分娩，醫生會將麻醉藥打入硬脊膜（那是環繞在脊椎外圍的膜狀組織）來麻醉下半身。在療癒過許多經歷無痛分娩的女性之後，我在檢查硬脊膜時，便能透過一種特別的手感來斷定無痛分娩是否在這個部位留下了殘餘的藥效——注射的位置摸起來彷彿有些黏黏的，這裡的脊膜就動能來說便不太順暢。這些女性通常會說她們有下背痛或是頭痛的問題，不過頭薦骨療法在她們身上通常很快就能發揮作用。

我曾經對一個朋友施行頭薦骨療法，她的產程很長、拖了很久，也打了無痛分娩。在她的寶寶出生之後六週，我去探望她，在那裡為她做了一會兒頭薦骨療法。我們在她注射無痛分娩的部位工作，之後當她下樓的時候，她感到非常訝異，覺得自己的雙腿變得有力許多。

我也和一位有過四次自然產的女性工作過，她每次生產都打無痛分娩。在第三個孩子出生之後，她的背痛開始對日常生活造成影響，她還在背部打了兩針類固醇，希望能有所改善。當她來找我的時候，她的背和右腳已經痛得受不了。在其中一次療程，我在她打無痛分娩的地方對硬脊膜進行釋放。我感覺到周圍的組織不斷地擴張、變得柔軟，我花了很多時間對硬脊膜施行「搖晃和滑動」的手法。在那次療程之後，她就很少再背痛，腳痛也消失了。

療癒生產過程所經歷的情境

頭薦骨療法可以幫助嬰兒和兒童快速地處理他們的出生經驗，孩子身上一些反覆出現的症狀和行爲問題通常會因此獲得解決。出生的過程，無論它怎麼發生，都是一個重要的改變時刻。我們在母親溫度固定、壓力固定的子宮裡慢慢長大，並且浸潤在液態的環境中。在理想的情況下，一般認爲是由胎兒引發產程，接著就是生產過程中一連串劇烈的變化。這對母親和嬰兒來說都是關鍵時刻，他們在相當大的程度下只能仰賴自己的生存本能。

不管一名母親花了多久時間爲生產進行思考和準備，特別是對那些生第一胎的媽媽來說，她經常會在過程中碰到一些想都沒想過的事！臣服於未知是一種很偉大的經驗，就像是教養孩子一樣。但是當事情正如火如荼地發生時，要放手和保持平靜並不是很容易的事。

新生兒纖細的神經系統已經能夠體驗各種陌生的情境，因此，大部分和我工作過的孩子都會在某個時候重演自己出生時的情境，這並不是非常令人訝異的事。即使生產過程看似平順，在孩子剛出生的時候，也是進行頭薦骨療法的理想時機，因爲無論是母親或孩子，他們的身體都經歷了一次意義非凡的事件。我的雙胞胎非常幸運，在出生後兩天便接受了第一次頭薦骨療法。

我有一位案主在她的兒子艾力克斯還是嬰兒的時候，就帶他來進行頭薦骨療法。他出生時頭部有點變形，在經歷幾個月的療程後，終於恢復到比較正常的形狀。後來在艾力克斯三歲時，媽媽又帶他來進行療程，因爲他被診斷出睡眠呼吸終止症和免疫功能不全。另外，在艾力克斯接受過治療扁桃腺腫大的手術之後，他就變得非常亢奮。當我和艾力克斯工作時，我感覺到他的身體似乎沒有辦法排除手術時施打的麻醉藥。在我們著手清除殘餘的藥效之後，他開始變得比較平靜。

接著，我們的療程突然改變焦點，艾力克斯讓自己的頭部上下顛倒地懸置在診療床外。我向他的母親保證一切都很好，讓艾力克斯照著他的意思去做。我扶住他的身體，讓他的身體慢慢地從診療床往外移——這看起來和感覺起來就像是他出生過程的一個縮影。他真的把速度放慢，慢慢來，所以我問他的母親，他出生的時候狀況如何。她回答：「非常快。太快了。」

透過頭薦骨療法，艾力克斯找到一個方法重新體驗生命中的一個重要事件，讓整個事件重來一次。在接下來的幾次療程中，他又進行了一些和出生經驗有關的工作，現在這件事對他來說似乎已經結束了。在療癒過他的出生經驗之後，艾力克斯在難過時變得比較容易恢復平靜，而且不像以前一樣那麼容易感冒了。

嬰兒和兒童

頭薦骨療法對許多兒童病症都有幫助，例如斜頸症（脖子的某一側緊繃或扭曲）、不正常的頭型、胃食道逆流、便祕、過動、中耳炎、睡眠和進食問題等等。頭薦骨療法也可以幫助有發展遲緩狀況的孩子，就像我在前面提過的，約翰博士因爲發現頭薦骨療法對自閉症兒童有幫助，所以受到鼓勵，把這一療法擴展到醫界之外的領域。我曾經以頭薦骨療法幫助過許多孩子，他們被診斷出感覺統合失調、脊柱裂、嬰兒搖晃症候群、類風濕性關節炎、唐氏症和腦性痲痺。

這些孩子在體驗過頭薦骨療法之後，經常都會知道自己何時需要再過來進行療程。很多家長告訴我，孩子在療程結束過後一段時間就會對他們說：「我得去見凱特了。」他們知道這個療法對他們有益，即便他們沒有辦法確切說明究竟是哪裡有幫助。

我曾經對一名六歲小男孩克里斯進行頭薦骨療法，他第一次來看我是因爲他的心臟會突然跳得很快，胸部常常不太舒服。他身上戴著一個心跳監測器，這樣醫生就可以試著搞清楚他心跳加速的時候發生了什麼事。克里斯的母親直覺地認爲他的心臟問題可能和她懷克里斯的時候心情很糟有關係，而且在那段期間，她自己的母親也突然離開人世。

這個小男孩對我的碰觸表現出戒慎恐懼的樣子，不過聽媽媽講史奴比的故事會讓他稍微放鬆一些。當我輕輕地把手移到他心窩的位置，他變得非常不舒服，脹紅了臉。他要我輕一點，我照做了。他的眼淚撲簌簌地流下來，但是沒有要我停止。對於他的母親和我來說，這是非常深刻而感人的經驗——他是那麼安靜地面對自己困難的情緒。後來我又和他進行了好幾次療程，不過從第一次療程以後，他就沒有再出現任何症狀了。

在初次和克里斯見面過後六個月，他踢足球時狠狠地跌了一跤，他跟母親說自己的脖子很痛，問她可不可以來看我。在這次的療程裡，他放鬆了許多，也變得比較健談，讓我可以把他腰椎的擠壓給鬆開來。當我在他的脖子和顱底工作時，他不停地變換姿勢，不過這些都沒有影響我的工作，只是療癒師也必須變得非常敏捷才行。

就像我前面說的，孩子對於頭薦骨療法的反應很快。通常在我釋放了他們身體的某些緊繃之後，他們就得站起來走一走，讓系統整合一下新的變化，然後我們才能繼續工作。這些孩子通常也會知道我接著應該到哪個部位工作，力道應該多輕或是多重。我常常會請孩子把我的手拉到需要工作的地方，或是把手移到他們認爲的安全距離之外。

矯正頭型

我們出生的時候，頭部的各個骨頭之間都有很大的縫隙，所以當寶寶經過產道時，這些頭骨就可以移動並適應空間的變化。因爲頭部有太多軟組織，所以孩子在出生後可能會產生變形的狀況（斜頭症）。通常這會在幾天之內恢復原狀，但是如果沒有復原，頭薦骨療法便可以在此時幫上一個大忙。

因爲衛教組織開始宣導「讓嬰兒躺著睡覺」以減少嬰兒猝死症（又稱「嬰兒床死亡」）的發生率，斜頭症變得越來越常見。這種宣導鼓勵人們讓嬰兒仰躺著睡，而不是側睡或趴睡。這讓某些家長非常害怕，就算寶寶在遊戲時間也不敢讓他們趴著。加上提籃式汽車座椅的使用，小嬰兒的脊椎長時間維持在捲曲狀態，後腦杓還必須靠在堅硬的平面上。

許多醫師會建議家有斜頭症寶寶的父母，讓孩子戴上矯正頭盔來改善頭型。但是我以前在兒科擔任物理治療師的時候，看過許多小嬰兒在遊戲時，只是趴著去探索這個世界（請注意，當寶寶趴著玩，身邊必須有大人照顧），他們的頭骨就自己矯正回來了。如果光是這麼做還不夠，那麼頭薦骨療法會是一項很有效的療癒選擇。

便祕

對於新生兒來說，便祕是一個常見的問題，特別是對於那些出生之後立刻需接受某些治療的嬰兒來說，更是如此。頭薦骨療法對此非常有效，有效到我所療癒的一名小男嬰的家長給了我「便便女王」的封號。詹姆士是一名四週大的小嬰兒，當他的父母帶他來看我的時候，他已經連續三天沒有上大號了。他吸入了胎便——這是嬰兒人生中第一泡糞便的另一種說法。胎便通常會一直儲存在胎兒的腸道裡，直到出生才會排出來。不過有時候（通常是因爲胎兒窘迫），嬰兒會在出生前或是在生產的過程中把胎便排到羊水裡。因爲詹姆士吸入了汙染的羊水，他從出生就開始吃抗生素，而這些非吃不可的抗生素有著糟糕的副作用，就是讓詹姆士沒有辦法好好排便。詹姆士的母親是一名護理人員，也曾接受過頭薦骨療法。她的同事建議她給寶寶嚐一點稀釋過的黑棗汁或是玉米糖漿，但是她不大相信這樣的做法，所以才找上我。

在我和詹姆士第一次的療程當中，我把一隻手放在他的肚子上，一隻手放在他的背上，輕輕地和他的組織建立連結。我可以感覺到他緊繃的肚子很快就變得柔軟，而且下背附近的脊椎開始有些動作發生。不到十五分鐘他就排便了，大家都覺得很高興！後來我只需要再爲他進行一次療程，就在幾個禮拜之後，結果是一樣的。從此以後，詹姆士再也沒有排便困難的問題了。

另外還有一次我幫朋友的寶寶萊利進行頭薦骨療法，也獲得類似的結果。萊利早產六個禮拜，讓大家都嚇了一跳。我到早產兒病房和他工作，沒多久，我的手就來到他的顱底，因爲這裡感覺起來相當緊繃，充滿壓縮感。和嬰兒工作頭薦骨的時候，力道要放得很輕，通常是小於一公克的力量。我用兩根手指頭的指腹進行最輕盈的碰觸，然後就在我的手底下感覺到一陣釋放，也感覺到寶寶的身體組織開始回歸正位。我在心裡說：「萊利，你好。我很高興今天可以和你一起工作。我發現在你的頭骨和第一節脊椎中間有一些擠壓，告訴我，你的顱骨底部是否有任何需要。」然後我就等著，接著萊利的身體就會有所回應。

我後來又到他家針對便祕問題進行了幾次療程，而每次在我離開後不久，他就會排便。和萊利工作很有趣，因爲他以一種直接而又強烈的方式讓我知道他的需求。就能量的層面來說，我要在哪裡擺放手位、還有要進行什麼樣的工作都非常清楚。每當他的身體擺出某種特別的動作，我就知道該結束療程了。當他要把某些不舒服的東西釋放出去的時候，他的表情會開始扭曲，接著就放聲大哭；而當我們在特定部位完成工作以後，他也會表現出明顯放鬆的神情。

我和他的母親分享這樣的觀察：他對於自己的需求能夠做出相當明確的表達。現在萊利已經三歲，我們更能看見這一點。他對於自己想要的東西，毫不猶豫就會開口要求，特別是肚子餓的時候。就像他每次抗議時都很大聲一樣，他的笑聲也是我聽過最具感染力的。

跟嬰兒和兒童一起工作的時候，如果他們決定信任療癒師，他們的進展通常都會很快。身爲成人，我們往往有比較多的包袱。我們多年的生命經驗層層疊疊，不斷地強化一些有害的行爲模式。這就是爲什麼我們比較沒有辦法放手和適應改變的其中一個原因，即使我們都知道要怎麼做才好。

口腔照護

我無法想像一個沒有牙醫的世界。牙醫師的工作非常重要，能夠幫人們預防極度的痛苦。同時，我也無法想像如果沒有頭薦骨療法，我們要怎麼才能忍受治療牙齒的過程。每一次看牙都會影響神經系統，這是因爲上顎和大腦底部的骨頭有著密切的關聯。

我有一個案主名叫凱莉，成年之後她常常要花很多時間去看牙。她補過牙，做過根管治療，也有裝牙套。她的下巴經常感到疼痛，被診斷爲顳顎關節障礙。我們就她口腔的各個部位進行過好幾次療程，打開她的「表達通道」，以及口腔內部與周圍的空間。有一次當我們正在處理凱莉牙周組織能量結的時候，我們都聞到明顯的麻醉藥氣味。她毫不懷疑立刻就知道，我們正在清理她看牙醫的副作用！

在另一次的療程，我幫她釋放上顎左邊一顆牙齒的能量結。我把手指放在她的臼齒兩邊，跟隨著這裡的動能進入某種小小的、搖擺的釋放動作，這時凱莉的雙腳也跟著發生好幾次抽動。在牙齒工作的時候引發身體其他部位的反應並不少見，這說明這些身體部位有所關聯。也有其他案主告訴我，當我在他們的心臟或是腹部工作時，他們可以感覺到牙齒產生某些變化。

在幾次療程以後，凱莉覺得自己的身心健康獲得改善，精神變得比較好，下顎的疼痛也獲得明顯的舒緩。她每個月都會來見我，把頭薦骨療法當成自我照顧的一環，而且她總是會在看完牙醫之後和我預約療程。

動物照護

雖然我大部分的動物案主都是小狗，不過所有的動物都能夠從頭薦骨療法獲得好處，而且你等一下就會讀到，海豚是非常棒的療癒師！

曾經有個朋友要我療癒她的狗狗「小惡魔」。這隻狗兒對我朋友的女兒瑪麗拉有著深厚的情感。那時，瑪麗拉在伊拉克的一場戰鬥中頭部受到重創，情況不太樂觀。我運用頭薦骨療法，幫助小惡魔從長期的耳道感染逐漸恢復，但是對於牠臀部發育不良所造成的神經損傷卻無能爲力。不過由於健康狀況獲得改善，牠可以堅持到瑪麗拉回家，這對她們倆來說都是一種安慰。

我的另外一位小狗案主威力，過去幾年都會固定來我這兒進行療癒。頭薦骨療法是牠所能忍受的唯一一種治療，因爲牠非常害怕獸醫。帶牠去看獸醫對每個人來說都是折磨，不過當主人告訴牠要來找我的時候，牠都會高興得在公寓裡轉圈圈。

當多娜帶著她大大的、毛茸茸的黃金獵犬／拉布拉多混種狗蓋特來看我的時候，牠已將走到生命的盡頭，多娜只希望牠最後的日子可以過得舒服一點。蓋特第一次到我的診療室時，顯得非常焦慮：牠的舌頭伸出來，不停地喘氣，而且心跳加速。牠有關節炎，才五個月大，右髖就進行了「三處骨盆切開手術」，三歲時則在左髖裝了人工關節。

蓋特在房間正中央舒服地躺下，我則是以平常的方式工作——感覺他的頭薦骨韻律，並且尋找能量結的位置。牠的脊椎有個部分特別吸引我的注意力，大約是在腰椎和胸椎之間。所以我把工作重點放在牠的臀部和肩膀，用雙手包覆這些地方，把能量送到這裡來。多娜說她覺得很驚訝，蓋特竟然讓我碰牠的臀部，因爲牠那個部位一般來說對碰觸相當敏感。在我們第一次療程的尾聲，蓋特的焦慮減輕了不少，安靜地打起瞌睡。僵硬的髖關節讓牠在起身的時候顯得有些吃力，不過牠最後搖著尾巴開心地離開我的診間。

在這隻毛小孩生命最後的四個月，多娜每兩個禮拜就會帶牠來報到，進行三十分鐘的療程。接著牠會在診療室裡頭牠最喜歡的角落睡一下，這時就換多娜進行療程。當蓋特開始在一舉一動中都顯得痛苦萬分時，多娜和她的丈夫明白，是讓蓋特先走一步的時候了。透過獸醫的幫忙，牠走得非常安詳。我很高興自己可以讓牠在生命的最後幾個月過得舒服一點。

就像我們許多人一樣，多娜和她的毛小孩非常親近。在失去另一隻黃金獵犬艾莉之後，多娜來找我做頭薦骨療法。她後來如此描述她的體驗：「艾莉因爲癌症，走得非常突然。她離開以後，我右邊的臀部開始感到疼痛。在我和凱特的療程要結束時，我因爲失去艾莉而哭泣，哭著哭著，我突然想到我給艾莉的其中一個小名就是『我的右臀女孩』，因爲她的育種員把牠這個部位的毛剪掉，用來區分牠和同一個狗窩裡的其他小狗。這個領悟讓我釋放了身體裡糾結的悲傷和情緒——原來我一直把這樣的感覺藏在我右側的臀部！」

複雜疾病的照護

在面對複雜的疾病時，例如腦性麻痺，頭薦骨療法可以作爲一種長期的療癒手段，用來舒緩慢性症狀，並且在特定議題出現時著手處理。我要告訴你梅根的故事來作爲這一章的結束，希望你能夠了解頭薦骨療法可以如何幫助案主度過生命中各個不同時期所面對的許多問題。因爲我和她一起進行了好幾年的頭薦骨療法，所以我知道，雖然當初我對於頭薦骨療法的掌握還不夠深入，但它還是發揮了很大的作用。當我的技術不斷進步，我能夠給她的幫助也越來越多。

梅根對我來說非常特別。我幫助她和她的家人，她也同樣以幫助來回饋我。這樣的經驗同樣適用於我所有的案主，因爲我在每一次療程當中都有所學習與成長。不過你接著就會讀到，梅根找到一種非常感人、非常具體的方式來對我們所進行的工作致意。

【個案分享12】

為腦性麻痺的梅根提供支持和療癒

將物理治療和頭薦骨療法融合在一起

我在梅根兩歲的時候遇見她，那時我在加州兒童服務局（California Children's Service）擔任兒科的物理治療師。她出生就帶著嚴重的腦部損傷，被診斷為腦性麻痺。她的父母用盡一切努力，試圖改善她的生活品質。

梅根有著一雙棕色的大眼睛，每次看到我都會給我大大的、燦爛的微笑。雖然她沒辦法講話，但她會透過表情讓我知道她有什麼感覺，並讓我曉得她喜歡或是不喜歡什麼東西。我的工作是幫助梅根學習將身體從一邊轉到另一邊，讓她對頭部的動作有更好的控制能力。她的行動能力受限，必須依靠父母完成她所有的需求，所以我還協助他們找到適合的輪椅和其他行動的支撐輔具，讓她可以在生活中覺得舒服一些。

當我開始和梅根一起工作的時候，也開始了我的頭薦骨療法訓練課程，而且很快就把新方法運用在她身上。我的雙手變得更為敏感，所以當我在協助梅根移動時，可以感覺到更細微的移動和變化。我覺得自己整個人彷彿都變慢了，這樣才能搭上她身體的節奏，讓她更有餘裕來感覺每個動作，並且將這些動作融入自己的身體。因為效果不錯，我在她的物理治療時段加入了更多的頭薦骨療法。

在某次療程過後，梅根的媽媽告訴我，梅根後來有整整兩天的時間頭部都保持在正位。這非常不得了，因為她的頭部動不動就會往右邊轉。我之前用盡物理治療的一切方法也無法讓這一點獲得改善，但是她卻對我剛學會的頭薦骨療法技巧有所回應。

梅根還有另外一個主要的症狀是頭薦骨療法可以處理的，那就是食道逆流（吃完東西就會嘔吐）。她得透過餵食管進食，對她而言，以這種方式獲得基本的營養是非常重要的，這樣可以讓食物留在胃裡，不過她一天還是會吐上三次。連續九個月，每次我們都會在這個部位進行十到十五分鐘的頭薦骨療法，後來梅根終於能把大部分的食物留在胃裡，甚至可以開口吃一些泥狀食物。雖然她的食道逆流問題從未完全根治，而且還是得透過餵食管獲得主要的營養，不過看到梅根可以享受不同食物的味道，對她的父母來說意義非常重大。

頭薦骨療法對術後復原的幫助

我離開加州兒童服務局之後，梅根的父母依然會帶著她來找我進行頭薦骨療法。在她做完一次重大的臀部手術之後，我立刻就到醫院和她工作。

我們身上的骨頭為了回應附著於其上的肌肉的推力或拉力，經常會不斷地調整和改變形狀；在嬰兒和孩童身上，這個過程最為活躍。但是患有腦性麻痺的孩子通常沒有辦法站著或走路，所以他們的髖臼經常發育不全。因為梅根沒有人幫忙就無法站著，她身上各處骨頭的壓力分布和一般的孩子不太一樣。她髖骨的「球狀」部位沒有辦法跟骨盆穩定地接合，所以股骨的這個部位慢慢地從原本淺淺的髖臼中位移開來。

當我到醫院看梅根時，她全身從胸部中段一直到雙腳都裹在堅硬的石膏裡（是她最喜歡的紫色）。她看起來非常難過，對父母的回應也不如往常：她不太理人，臉上沒有笑容，看起來非常冷漠。

我將雙手放在她心臟的上、下兩邊，和她的組織建立連結。一會兒之後，我雙手底下的組織開始變得柔軟，她的全身也開始變得柔軟。我覺得梅根的身體知道自己已經脫離危險了，所以開始進行釋放。在療程的最後，她看起來放鬆許多，肌肉不再那麼緊繃，開始用眼神與人交流，嘴角也有了笑意。

在手術六週之後，梅根的醫師團隊對於她的復原狀況有些擔心。她的右髖並沒有長出足夠的新骨頭來替代手術中被切除的部位。在我們的療程中，我特別希望將造骨細胞（可以發育成骨頭的細胞）帶到那個部位。我將一隻手放在右髖上，另一隻手放在胸骨上；扁骨的骨髓有比較多幹細胞，骨髓裡的幹細胞可以發育成我們身體需要的各種細胞，療癒師可以透過頭薦骨療法與這些細胞對話，這樣的做法蘊含了極大的潛力，可以為身體帶來改變。

當我檢查梅根的頭薦骨韻律，我在心裡問道：「幹細胞，你願不願意透過梅根的頭薦骨韻律跟我說話？」

頭薦骨韻律回答：「願意。」

「你能不能幫助梅根修復右髖的骨組織？」

頭薦骨韻律再次停下來：「可以。」

接著，我就在梅根的右髖感受到某種震動的感覺，這意味著修復工作正在進行。

十天後，梅根長出了足夠的骨頭，讓她可以脫掉髖關節的支架，和父母一起到夏威夷旅行。她的父親經常到那裡出差，那也是她最喜歡的地方之一。

梅根給我的禮物

二〇〇八年一月，當時梅根九歲半，無預警便過世了。她的身體無緣無故就停止運作，醫療團隊沒能把她救回來。有許多人參加了她的告別式。看到這個小女孩對那麼多人產生影響，著實令人覺得不可思議。

她過世不久後，我在靜心時產生了一種奇妙的感覺，我感受到梅根的靈魂有了巨大的擴張，就像是瓶中精靈被釋放出來一樣。這種她在擴張的感覺一直與我同在。隨著時間過去，我依然與梅根的父母保持聯繫，他們現在住在夏威夷。我可以感覺到梅根一直都在我身邊守護著我。

在梅根過世兩年半後，我和先生打算去參加孩子學校的募款餐會，我注意到其中一個摸彩獎項是到夏威夷茂宜島兩房的小別墅去住一個禮拜。我在二月時到那裡出差過，但是希望如果有機會可以和先生、孩子們分享這樣的體驗。我立刻就買了抽獎券，隨便找了一張紙，寫下我的意圖：希望我們可以抽中這個獎項，全家人一起到這個天堂小島好好享受一番（我甚至叫我先生在上面簽名）。

餐會結束之後，當我先生聽到我們的號碼被抽中，顯得一副不可置信的樣子。當他意識到我們贏得大獎時，我已經要走到台上去領獎了！我就是覺得我們會贏得這個大獎，即使我無法解釋為什麼。當這個晚上繼續下去，事情對我來說變得越來越清楚。

這個募款餐會的名字叫作「島嶼之夜」，所以這個傍晚充滿了夏威夷風情：人們穿著印有「阿囉哈」的上衣，女孩子們在頭上別著花朵。當我看到這個學校孩子的投影片，不禁泫然欲泣，但是一直到我先生靠過來對我說：「這不是梅根告別式上播放的音樂嗎？」我才真正哭出來。在那個片刻，我知道那是梅根，我一直感覺到的某個存在就是梅根，是她幫我贏得了這趟旅程。

即使我已經無法和她繼續進行身體工作，然而她不斷在教導我，讓我對新的可能性保持敞開。

對於走到生命終點的人來說，頭薦骨療法是一種很棒的支持。有些頭薦骨療癒師甚至以臨終治療爲工作主軸。

我爲一位親愛的女性朋友進行了好幾年的療程，她被診斷出卵巢癌。在她過世之前一個禮拜，我們在她家進行了最後一次療癒。藉著搖晃和滑動硬脊膜神經管的手法（這是她唯一能忍受的碰觸），我幫助她的神經系統進入休息狀態。我覺得自己就像是在幫她的身體和靈魂做好進入下一個階段的準備。

這是非常特別也非常平靜的體驗。事實上，直到今天，我覺得自己和這位很棒的案主依然保持連結。就像梅根一樣，這個女士的存在經常與我同在。

從我在這一章提出的許多個案當中，你會知道，有時頭薦骨療法是某個案主唯一的療癒方式，有時它會在不同的地點、不同的情境與其他療法並行。不管是單獨進行或是與其他治療並行，頭薦骨療法可以做的事情有很多。在下一章，我會談一談該如何運用頭薦骨療法，讓它對你產生最大的效益。

6

量身打造專屬於你的頭薦骨療法

如果你想要頭薦骨療法發揮效用，身爲案主，你也有自己的任務。你可以藉由主動規劃自己的醫療保健來滿足自己的需求：尋找適合自己的療癒師、看看你多久需要進行一次療程，並且以合適的方式，將頭薦骨療法和你所接受的其他醫療服務結合在一起。

想清楚你打算在健康管理和整體健康投入多少心力，是很重要的。我會說，要創造自己的健康，我們自己是最核心、最重要的角色。如果你有嚴重的病症需要醫療專家協助，到了最後，要繼續待在身體裡並且承受種種醫療後果的人是你，而不是你的療癒師。在選擇療癒師的時候，身爲案主，你必須願意爲自己的選擇負起責任，並且積極地參與自己的療癒過程。

明確的期望能帶來最好的結果

我在初診單上寫了這個問題：「你希望從頭薦骨療法中獲得什麼樣的結果？」這讓我可以針對案主的治療期望來給予專業的意見，同時也給對方一個機會釐清自己的目標。很多人來到我的診療室只是想要「覺得好過一點」，但是最令人心滿意足的結果，通常是因爲案主看到他們熱切期盼的某種改變眞的發生了。

舉例來說，第一章的個案吉姆，發現自己打高爾夫球的表現不如以往，而且還因爲身體的慢性疼痛必須減少打球的頻率。他希望頭薦骨療法可以讓他每週能夠想打多少球就打多少球，並且獲得更好的成績。另外一位案主因爲下背痛來到我這裡，他希望頭薦骨療法可以讓他在長途摩托車旅行時感到舒服一點。另外還有一位案主非常喜歡縫製拼布棉被，她來這裡治療左肩疼痛，現在終於可以坐著縫被子，肩膀一點也不痛了。當你心裡對頭薦骨療法的效果抱持著清晰的意圖，你就會知道療癒對你來說是否有效。此外，這也能爲每一次的療程聚焦，爲整體的療癒工作提供指引。

如果你和療癒師可以保持開放、清楚的溝通，你所付出的治療費用便值回票價；如果你只是被動地躺在診療床上，效果便會大打折扣。好好感覺你的身體、你的情緒在療癒過程中的變化，好好追蹤這些變化，這對於你和療癒師都會有所幫助。

許多案主問我：「其他人有沒有過這種感覺或是這種反應？」不管情況如何，我都很少因爲案主說的話而受到驚嚇。我想，我們只是希望自己不會和其他人太不一樣！

由你決定進行頭薦骨療法的頻率

讀到這裡，你應該不會對以下的說法感到意外：對於多久應該進行一次頭薦骨療法，沒有一定的答案。對很多人來說，這樣的答案或許讓人感到挫折，因爲我們在開始一項新的療程之前，都會希望對於新的療癒計畫有清楚的了解。然而，一般來說，你的問題歷時越長、複雜度越高，你就可能需要比較多的療程。

就頭薦骨療法來說，你想要多久進行一次都可以。當你希望可以盡快處理某些困難的問題，你可以每週進行，甚至是一天一次。外在的影響，像是工作的行程或是財務狀況，可能也會決定你進行療程的頻率。

如果你對於頭薦骨療法或是某個療癒師還不太有信心，我建議你好好地進行三次療程，這通常足以讓你知道自己想要達成的結果是否有獲得任何進展。在三次療程過後，你就會比較知道頭薦骨療法可以爲你帶來什麼；你和療癒師也可以檢視療癒的進展，並且擬定接下來的療癒計畫。舉例來說，你可能會發現自己的某些症狀獲得舒緩，因此決定繼續進行更多療程，或是將頭薦骨療法和其他治療方案整合在一起。你的症狀或許在經歷三次療程後已完全解除，但是你發現頭薦骨療法也可以在其他方面提供支持，像是你的整體健康，所以你決定持續地進行頭薦骨療法。你也可能會想要就此打住，等以後覺得有需要的時候再繼續這樣的療程。請記得：決定權在你手上。

找到適合的療癒師

在找到適當的療癒方法之後，下一件要做的事就是找個適當的療癒師！口碑是找到好療癒師最常見的方法，這也是讓頭薦骨療法在過去三十年來發揚光大的養分。問問你的朋友和醫療照護人員，像是針灸師、整骨師或是按摩師，他們都去看哪些療癒師。在當地的社區，通常都會有某種非正式的療癒師網絡可以爲你所用。

你也可以運用優普哲機構的官方網站（www.upledger.com）來尋找當地的療癒師。在首頁最上面的選單上點擊「尋找療癒師」（find a therapist），你就會進入「國際醫療保健從業人員協會」（International Association of Healthcare Practitioners）的搜尋頁面，並且在這裡找到你所在區域的療癒師名單和聯絡資訊（如果你住在大都市或是市區，但是願意走遠一點，你可以只輸入區碼的前三個數字來擴大搜尋範圍）。這個網站還會告訴你每個療癒師擁有哪些技術認證，以及上過哪些課程。如果你要尋找有特定技巧的療癒師，這個搜尋功能相當有用。舉例來說，如果你想幫自己的孩子找個療癒師，你可能會想找個有修過兒科課程的療癒師。

要記得的是，即使療癒師的經歷在網站上看起來非常完美，或是有很多人推薦，還是有可能不適合你。注意你們初次約診時，自己的第一反應和身體的感受：你覺得放鬆嗎？或是覺得自己升起某種戒備之心？面對每一個遇見的人，你都可以問問自己上面的問題。通常不用我說，你自己也會這麼做。想想看過去某些片刻，你遇到某個人，立刻就知道你們會成爲朋友。記得這種感覺，並且用它作爲一種評量標準，看看你和某個療癒師能不能合得來。當然，這並不是說你們要成爲朋友，但是爲了獲得最佳的療癒效果，你必須能夠對這個即將和你一起進行療癒工作的人感到信任，並且抱持正面的感受。

所有優秀的療癒師都很樂意和你在電話上簡單地聊一聊，看看你們彼此是否能夠成爲合適的療癒夥伴。我常常被問到：「你有沒有治療過被診斷爲某種病症的個案？頭薦骨療法眞的會有用嗎？」我可以了解這樣的問題，但是就像你在這本書裡讀到的，頭薦骨療法並不是一種完全根據醫療診斷來進行的療癒方法。相反地，你得問問你的療癒師有沒有治療過你的症狀，問問他們是否願意針對你的特定問題或是症狀來展開療癒工作。

如果你有屬意的療癒師，以下有幾個不錯的問題，你可以問問對方：「你從事頭薦骨療法多久了？」「你最初爲何會參加頭薦骨療法的訓練？」「你還有接受過其他醫療訓練嗎？」你可以把心裡所有的疑問都說出來，不管那是具體的問題，或者只是問了求個心安。例如，你可以問問療癒師的診療時間、何時可以預約、他們如何收費，或是問問他們覺得你需要預約多少療程。記得一定要問他們是否可以接受並處理你特定的需求，像是有沒有提供輪椅或是其他與行動便利有關的問題。

在你和療癒師最初的幾次交談中，注意你自身的感受。你是不是能夠問對方任何你想問的問題？或者是當你們談話的時候，你有沒有覺得緊張或是焦慮？我們不可能在第一次和某個剛認識的人講話時就感到自由自在，但是你會知道你們之間是否互動良好。療癒師也會注意自己對你有何反應，看看你們倆能不能成爲療癒之路上的夥伴。

通常在你選擇療癒師的時候需要仰賴直覺——這是一個相當完美的方法。韋恩・戴爾曾說過，當他與某人初次相遇，他總是會注意自己的直覺，並且勇於跟隨它。當事情朝著正確的方向走，他會感覺到身體裡出現某種微微的震顫感受。在我和他初次見面的時候，透過這種微微的震動，他立刻就知道我能夠對他有所幫助。他也告訴我，他在進行頭薦骨療法時會感覺到一種即刻的幸福感，他說這種感受就像是「在寒冷的日子裡沖個溫暖的澡」。

要記得，你要找的是「夠好」的療癒師，而不是完美的療癒師。不過當你在對某個療癒師進行評估的時候，的確有些徵兆可以幫得上忙。我總是對新的案主說，在第一次療程之後，他們就會知道我能不能幫上忙。如果你沒有感覺而且覺得自己只不過是在浪費時間，那麼就在這裡打住；這個療癒方式可能不適合你。你也可能會發現自己的症狀在某次療程中獲得改善，但你就是不喜歡該名療癒師的工作方式和風格。每個人都有不同的偏好，比如說，你可能會覺得和男性療癒師在一起工作比較輕鬆，也可能覺得和女性療癒師在一起比較輕鬆；你可能會喜歡和外向的療癒師一起工作，也可能比較喜歡和內向的療癒師一起工作。

療癒師也知道自己不可能適合每一個前來求助的案主，所以會很樂意把自己信任的同事介紹給你。不過，一個療癒師的經驗越豐富、接受過的頭薦骨療程越多，就比較不會有這種「磁場不合」的狀況發生（這就是爲什麼我的多人多手頭薦骨小組對我來說那麼寶貴）。

了解療癒師的背景

會開始從事頭薦骨療法的療癒師，大多來自其他身體工作或是醫療照護行業，像是按摩、整脊、物理治療或是職能治療。去了解療癒師的專業背景是很有幫助的，因爲他們的背景，還有他們個人的生命經歷，會影響他們如何執業，以及他們會將哪些專業技術融入頭薦骨療法中。

我有一位同事完美地將她受過的針灸訓練融入頭薦骨療法中，此外，她還說，她的太極拳練習讓她的身體可以在工作時維持在一種流動、舒適的狀態。我還認識另一位療癒師，在她的療程中，我們可以看見她多年的佛教修持所帶來的深刻安定和慈悲。另外一位同事說她的皮拉提斯練習，讓她可以對案主身體的細微變化有所反應。所有這些療癒師都擁有高度專業的頭薦骨療法技巧，並且以她們獨有的風格來執行這一項療法。

♥ ♥ ♥

當案主問起我的背景，我會告訴他們，我從十八歲開始就用我的雙手幫助人們緩解身體的不適。自我開始從事這項工作以來，我觸碰的質感和執行的方式一直在改變，不過這所有的經驗，都造就了我今日對身體工作、誘發身體變化的手法。

我過去在傳統醫療行業將近二十年的工作經驗，讓我在各種情境當中都覺得很自在。我曾經在手術房工作，觀察過骨科、心臟科和神經手術的執行過程。我和各種有著不同肢體或學習障礙的患者一起工作過，所以不管案主表現出什麼症狀，我都可以安然面對。

我在「荷立威克理念」（Halliwick Concept）擔任教育義工的經驗，對我也有許多影響。這是一種教學方式，特別是教導失能人士如何在水中安全地移動。這個工作運用了「水」這個媒介所有令人驚奇的特質，像是浮力，讓參與者在這個元素當中獲得不可思議的自由和愉悅的感受。去領略我們在水中要如何移動並且控制身體，這和執行頭薦骨療法的過程非常類似——就像水一樣，我們身體的機制有著微妙的平衡，透過最輕微的調整，身體就會產生變化。（下次游泳的時候你可以自己驗證一下：當你仰躺漂浮在水上時，眼睛看向右邊。什麼都不變，然而光是改變凝視，你的身體就會跟隨這個新的焦點，然後你很快就會翻過去變成面部朝下的位置！）

當我成爲一個更有經驗的療癒師後，我發現自己更能抓到某些細微的身體變化，並且注意這些變化會如何影響案主的整體健康。這是一種非常有吸引力、非常微妙的工作，能創造出深刻的療癒效果。我跟著知名療癒師彼得・列文（Peter Levine）上課的經驗，強化了我的追蹤檢查能力，他在研究神經系統如何對世界做出回應這一領域有著開創性的發現。他發展出了用來處理創傷的「身體經驗療法」（Somatic Experiencing method），你可以在他的著作《解鎖：創傷療癒地圖》（*In an Unspoken Voice*）中找到相關訊息。

在我的背景中還有另外一件事對我的療癒工作有所影響，那就是我個人的靜心訓練和實踐。把心靜下來這樣的規則，讓我可以在施行頭薦骨療法的過程中保持臨在。當我住在牛津的時候，我接受了「超覺靜坐」（Transcendental Meditation）這個法門並且獲得一個咒語，我一直持咒到今天。雖然從那時候開始，我也接觸並運用各種靜心訓練，我還是會常常回到這個咒語，特別是在遇到困難的時候。

我的瑜伽練習對我的頭薦骨療法工作來說，也是一項不可或缺的練習。我第一次上瑜伽課是在十六歲時，接下來幾年有著斷斷續續的練習。我常常發現自己渴望瑜伽練習，因爲它爲我的身體帶來安詳寧靜的感受，我打心裡頭知道這對我的整體健康來說很重要。自從我搬到美國，瑜伽成了我生活中的必要元素，我甚至參加了完整的瑜伽師資訓練課程。

我在案主身上工作的時候，因爲瑜伽練習，讓我在移動和維持姿勢時變得更加舒服。我更能夠留意並且釋放身體的緊繃，確保我對於手部的碰觸更有覺察力。瑜伽也讓我對於自己的呼吸更有意識。舉例來說，當案主正處於改變的臨界點時，我經常會摒住呼吸，這會讓我的身體變得緊繃，對案主來說可不是件好事！因爲我的瑜伽練習，當這種情況發生的時候，我立刻就會知道，並能有意識地讓身體放鬆下來。

最後，在我的頭薦骨療法工作中，韋恩．戴爾博士對我有著重大的影響。我第一次知道他的工作是在一九九九年，那時我看了他在公共廣播電視公司（PBS）的一個節目，後來還看了他的著作《每個問題都有一個靈性解答》（*There's a Spiritual Solution to Every Problem*），讓我獲益匪淺。在親自和他一起工作之後，我對他的教導更加熟悉，其中有些概念是我每次執行頭薦骨療法都會運用的。

打造你的健康團隊

你可能從來沒有以這樣的思維想過這件事，但是我們多數人早已擁有一個「健康團隊」來支持我們的身體、情感和靈性需求。你可能早就擁有固定看診的醫師和牙醫師（身體需求）；家人、朋友和同事（情感需求）；以及你會參加的特定宗教組織或者不那麼正式的靈性社群（靈性需求）。大部分的人不太會思考這個問題，所以通常是因爲出現了某些需求，我們才會把健康團隊集合起來。當你爲了建立健康團隊而投入自己的時間和努力，你更能輕易而且有效地滿足你在各個層面的需求。

當你在考慮打造一支健康團隊時，重要的是，你要考量一下自己希望從個別的療癒師那裡獲得什麼樣的成效，還有你希望可以從這樣的團隊中獲得什麼樣的整體效果。舉例來說，想想看你需要什麼樣的團隊才能讓車子順利上路：你需要加油站補充燃料，你需要技工幫你保養車子、修理車子，你需要洗車服務來保持清潔，諸如此類。對於一輛正在使用的車子，每一項服務都很重要。而且，顯然你對於每一個從業人員或是每一項服務都有特定的期待。現在，回頭思考這個可以支持你完整運作、讓你充滿活力的健康團隊，我猜，很多人可能會覺得要組一個健康團隊比照顧車子還要困難！

健康團隊的成員不一定要是你的好朋友，他們也不必互相認識，他們唯一要做的就是支持你。你可以同意你的療癒師們彼此聯絡，如果你覺得這麼做對你有好處，但是就某些事情保持隱私、只對特定的療癒師談論特定的事情也是可以的。如果我覺得和案主健康團隊的其他成員聯繫會有幫助，我通常會以寫信的方式取得對方同意。我常常會和案主健康團隊的成員進行交流；有時候則相當簡單，案主自己就會居中傳遞訊息。

一個有經驗的頭薦骨療癒師能夠很容易地融入其他治療從業人員的團隊，包括醫生、牙醫、物理治療師、順勢療法治療師、針灸師、心理治療師、以及靈性療法的療癒師。用自己是負責人的心態來看待這個健康團隊：你正在規劃、協調一隊專業人馬來支持你的健康和幸福，跟所有的照護提供者進行不同層次的交流。這個團隊就本質來說相當富於流動性，你可以在任何時候捨去任何一種療法或是療癒師，以後若有需要再將他們重新納入。如果你發現某個療法特別有效，也可以增加特定療癒師的參與程度，或是更深入地探索這個療法。

我的案主通常是其他領域的療癒師介紹來找我的，當我覺得某個案主可能從別的療法或其他的療癒師那裡受益，我也會把他們轉介出去。在我居住的城市中，有個專業療癒師的非正式網絡。隨著時間過去，我就會知道哪位療癒師有什麼技能、誰的工作和我的工作可以相容、或是誰的工作對於哪些案主來說是最適合的。我通常會在介紹別的療癒師給我的案主之前，先接受該療癒師的服務；或至少，我會認識一些該療癒師的案主，並且了解他們療癒的成效。在這個非正式的療癒師網絡中，沒有療癒師會因爲介紹其他療癒師而獲得介紹費，這種做法在倫理上或是法律上都是非常健全的，可以確保這樣的推薦完全是爲了案主的福祉。

在任何環境中皆可施行頭薦骨療法

要知道，每當我們想到頭薦骨療法的時候，腦海通常會浮現診療室裡頭療癒師的畫面。一般來說，這項療程是這樣完成的沒錯。但是因爲這項療程不具侵入性，也不需要特殊器材，所以頭薦骨療法可以在任何環境中進行，其療癒效果甚至會因爲周遭環境而加分。

舉個例子，我曾經有過一次特別的工作經驗，就是在兒科加護病房和一位六歲的小女孩莉娜一起工作，她得了類風溼性關節炎。這個經驗讓我更加確信頭薦骨療法幾乎可以在任何環境中進行，不管那多麼具有挑戰性。加護病房的氣氛，與我舒適、令人放鬆的診療室有著天壤之別，然而我在那裡工作時仍然獲得了相當顯著的成效。

在莉娜因爲急性呼吸窘迫入院、必須裝上人工呼吸器之前，我在我的診療室已經和她進行過幾次頭薦骨療法。當我接到她家打來的電話，我不知道自己的任務究竟是要幫助她療癒，還是要幫助她走向死亡。她的心臟在一天前曾經停止跳動，從那之後，她的醫護人員便想盡辦法要維持她的血氧濃度。

當我抵達醫院，我將雙手放在莉娜的腳上，感覺她的頭薦骨韻律。我有些驚喜地感覺到她頭薦骨韻律之中的活力，這讓我知道，我在那裡的目的是爲了幫助她度過這個難關。經過評估之後，我將雙手放在她右側的軀幹，從這裡開始進行療程。我一邊工作、一邊留意她床頭上的生理監視器，上面顯示了她的血壓、血氧濃度、心律、以及中心靜脈壓。醫護人員和她的家人對於前一天發生的事情依然感到相當緊張，所以在場有好幾雙眼睛緊緊盯著生理監視器！

和莉娜工作大約一個小時後，我們發現她的血壓、心率和中心靜脈壓都下降了，血氧濃度則是提高了——通通都是好現象！雖然這個小女孩處於重度的鎮定狀態，她偶爾還是會醒過來，看起來有些激動。但是在進行頭薦骨療法的過程當中以及療程結束之後，當她偶爾睜開雙眼，整個人看起來放鬆了不少。

在接下來四天她還裝著人工呼吸器的時候，我繼續每天對她施行頭薦骨療法，每次我們都在監視器上面看到她的生理數字有所改善。（我很少在單次的頭薦骨療程中獲得那麼多客觀的回饋，因爲我的診療室裡沒有生理監視器。）在第一天，我感覺到莉娜的肝臟正在苦苦掙扎，隔天莉娜的母親狄妮斯告訴我，莉娜的肝臟酵素大大地升高，她很訝異我竟然在驗血報告出來之前就發現這件事。但是這對我的雙手來說是很明確的；這個女孩的身體直接告訴我它哪裡需要支持。

這個病房的臨床專科護理師注意到莉娜生命跡象重大而正向的變化，在我離開之前，她來找我，想知道我究竟在做什麼，以及這種療法如何運作。看到莉娜的醫護人員對於我做的事情那麼好奇、那麼樂於接受，還有看到頭薦骨療法可以毫無困難地融入最緊張的主流醫療現場，一起支持莉娜的復原，眞的讓人非常振奮。

莉娜的復原讓大家相當驚喜，六個月後，她血液檢查的結果是自從她三年前確診以來最好的一次。

多人多手頭薦骨療法

如前文所說，在多人多手頭薦骨療法中，你可以同時接受兩位以上的頭薦骨療癒師在你身上施做。如果你的問題很複雜，或者只是想要快點把某個問題處理好，就可以考慮這個方法。有些人無法固定進行頭薦骨療法，可能是因爲工作忙碌或者是要到外地才能找到合格的療癒師，所以覺得這樣的方法非常有用。就我自己來說，我之所以會喜歡多人多手頭薦骨療法，是因爲它可以幫助我面對某些我通常會忽略的、深埋的問題。透過三位療癒師的支持，我才能鼓起勇氣面對這些問題。

如果好幾位療癒師想要一起進行頭薦骨療法，常見的做法就是指定一位療癒師作爲帶領人，由他負責引導對話、在療程中確認案主的狀況、監控案主的頭薦骨韻律和身體組織、注意時間，並且以適當的方式結束療程。其他的療癒師則是負責支持案主的身體，檢查頭薦骨韻律，並且將案主身體各個部位發生的狀況和改變回報給主導的療癒師。他們也可能加入討論、提出問題，不過在這麼做之前，他們必須先和主導療癒師進行確認。

在多人多手頭薦骨療程中，有經驗的療癒師可以從案主的身體感知其他療癒師的工作狀況，感受雙手底下的張力和流動，追蹤它們，看看它們如何到達其他療癒師正在工作的身體部位。舉例來說，如果在案主右腳工作的療癒師感覺到該處獲得釋放，在頭部工作的療癒師也可以感覺到這個狀況。這能夠爲案主的療癒過程提供深刻的、全面的支持。

我和我的同事蘿賓每個月會爲我們的案主們進行一次兩人四手的頭薦骨療程。這些案主通常會和我或是蘿賓固定進行頭薦骨療程，但是都覺得這種特別的「強化方式」非常有幫助。兩雙有技巧的手可以處理更多議題，同時也工作得更深入、更有效率。

我有一位案主長年累月地接受各種身體療癒，後來在第一次參加我和蘿賓的兩人四手療程時，她這麼說：「這樣的療癒實在是太驚人了。我完全不知道會發生什麼，但是我有了意料之外的收穫！讓我先告訴你們比較具體的收穫：我的右肩現在和左肩一樣高了。我覺得自己的身體非常『正』，身體的每個部位都在正確的位置上。此外，原本有些會痛的地方也不痛了。在過程中，我有非常奇妙的感受——似乎我有問題的地方一個一個被點亮了。我可以感覺到你們正在做的事、或是接著要做的事，一切都是那麼地自然和有機，彷彿爲了某種充分的理由，這一切就是要這樣發生。結束之後我全身軟綿綿的，而且這種感覺持續了一整天。實在是太棒了！」

【個案分享13】

為韋恩．戴爾進行多人多手頭薦骨療法

當我在佛羅里達州參加研討會時，聽說韋恩和其家人就待在附近。因為他的背痛發作，所以在我離開之前幫他安排了一次多人多手療程。我和另外兩個親愛的朋友兼同事凱西和蘿賓在一起。我們經常幫其他案主進行類似療癒，可以再度合作對我們來說是一種享受。

就像其他多人多手頭薦骨療程一樣，我們首先評估了韋恩的頭薦骨韻律，然後決定我們各自要工作的部位。蘿賓到韋恩的左腳，凱西到他薦骨的位置，我則是在他橫隔膜的右側就定位。當我們都進入工作狀況，隨即檢查看看我們三個人有沒有辦法在能量上互相連結，接著便發現有一條張力線把我們三個連在一起——從他左腳的腳趾頭一路往上到

薦骨，最後再到他橫隔膜的右側。

韋恩覺得左大腿不太舒服，我問他，這是否和我們之前處理過他打網球的舊傷有關。他說不是，但是他開始清楚地回想起在網球場發生的另一個意外，當時為了調整球網的高度，他跑得太快，結果撞上了球網的支柱。他的大腿重重地撞上去，他覺得自己如果癱在那裡，可能再也沒辦法站起來了，所以在他覺得自己準備好可以離開之前，他繞著球場走，一圈又一圈地走了快一個小時，後來他的大腿整個腫起來而且瘀青得相當嚴重。雖然這個意外發生在三十年前，我們還是可以在他的左大腿看見一點凹進去的痕跡。

在我們工作的時候，他的頭薦骨韻律停止了，他的思緒不斷地回到過去那個時候，這說明了他的身體正在處理那個事件所造成的衝擊。他接著連結到自己繞著網球場走路的感受，混和著目前他體驗到的某種挫折感（在療程中，因為舊傷復發而突顯了案主目前的生命議題，是相當常見的情況）。

蘿賓順著韋恩左大腿組織的動能進行釋放，與此同時，在我和凱西的手所碰觸之處，他的橫隔膜和薦骨附近的組織也變得柔軟，左大腿的不適開始獲得緩解。在療程的尾聲，他覺得自己左大腿和下背部的慢性疼痛明顯獲得減輕，而且一如往常，他感到深深地放鬆，覺得整個人舒服許多。

如果當天只有我一個人，我便無法為韋恩提供他所需要的全部支持，或是將他累積許久的糾結模式完整地釋放。如果我只有自己一個人，或許只能為這個問題帶來某些進展；但是當三個療癒師一起工作，在一個小時之內，問題就全部釋放出去了。

全方位療癒計畫

「全方位療癒計畫」（comprehensive therapy program）是優普哲機構所提供的服務，在為期五天的時間裡，同時為好幾位報名者提供療癒服務（雖然我也見過一些頭薦骨療癒師聚在一起，提供類似的服務）。參加的案主每天都可以接受多人多手頭薦骨療程（有時候一天兩次），以及其他不同的療法，這是根據案主的需求以及在場療癒師的技能而定。你可能會在一天之內就接受淋巴引流、內臟筋膜鬆動術、針灸、按摩、感覺統合和其他療程。

我的朋友兼同事莎拉曾經參與過這個計畫，並且主持了一些療程。你接下來就會讀到她的感想，她的說法能夠幫助你了解這個工作比較隱而未顯的那一面：

「在這五天的療癒計畫中，每個小組的集體療癒過程形成了各自的風景、或是共同的旅程。每個早晨，當每個參與者和整個小組分享他們進行療程的心得，這個小組的性質便開始產生變化。參與之初那種『不只有我在受苦』的感覺變得更加深刻，接著轉化爲『我在分享我的療癒；我們一起進行療癒』，最後變成這樣的感覺：『療癒的潛能無所不在』。就某個方面來說，這五天的療癒計畫創造出了它自己的環境，你永遠無法確定這次的環境會有什麼樣的特色和基調，你只能知道在這樣的過程中會有深深的信任發生。」

她告訴我：「我想你對這點應該頗有心得，爲了讓多人多手頭薦骨療程可以順利進行，每個療癒師都要捨去自己的個人目標、放掉他們的自我導向。當所有的療癒師願意捨去自我，融入全方位療癒計畫的整體之中，『整體』就會開始在每個人身上發揮效果。因爲治療團隊每天都必須輪流工作，每個案主都有和許多、甚至是全部的療癒師進行療程的機會。對於一個總共有十位案主的療癒計畫，療癒師的人數可以達到三十六人。

「有許多年的時間，我無法用任何語言來表達我所感受到的變化。我仍然覺得有許多東西是言語無法觸及的：這個世界的實相、心的轉化、當人們把心思意念都放在某個任務上的時候所產生的某種深刻表現。我只知道自己藉著放手、藉著成為這整個社群的一部分，我的內在發生了許多變化。」

不可思議的海豚能量

當我在優普哲機構學習的時候，約翰博士講述了他如何為了案主而把海豚納入頭薦骨療癒團隊的故事。一九八〇年代中期，他開始和被人類捕獲、但是在特定地點放養的海豚一起工作，一名案主會搭配三到四位療癒師，一起在水中工作。海豚會在水裡繞著他們游泳，在療癒師和案主的工作正式展開之前，海豚會用牠們的吻部（口鼻）去觸碰療癒師需要支持的部位。每個人都可以清楚地感覺到這些海豚正在為療癒師提供指引。

目前在巴哈馬群島每年都會舉辦一個全方位療癒計畫，裡頭便包含了海豚頭薦骨療法，這些海豚會依據自己的意願加入療程。參加的案主通常已經接受頭薦骨療法一段時間，他們希望能夠療癒的症狀包括腦性麻痺、自閉症、顱內創傷、創傷後壓力症候群、脊髓損傷、以及自體免疫疾病。

最近，我看了一部與海豚頭薦骨療法有關的紀錄片而深受感動。我看見海豚自發性地碰觸一名患有腦性麻痺的小男孩。療程結束之後，這個男孩的身體變得非常放鬆，他的母親第一次有辦法把他抱在懷裡。這個男孩的母親帶了一支與這個療程有關的DVD到研討會上來播放，雖然簡短，卻充滿了力量。在她首次的巴哈馬群島之旅結束以後，她受到相當大的啓發，最後成爲一名高階頭薦骨療癒師。

約翰博士還講了另外一個有趣的故事：當他去愛丁堡演講的時候，我的物理治療學校的校長也去了，約翰博士說她對於頭薦骨療法感到非常懷疑。他在學生身上示範頭薦骨療法時，只要他覺得自己需要更多能量，便三不五時會放聲祈請海豚能量來協助他。

物理治療學校的校長注意到，每次約翰博士呼喚海豚的時候，她的助聽器就會開始震動並且劈啪作響。一個月後，約翰博士回到佛羅里達州，收到校長寄來的包裹，裡面是她的助聽器，裡頭的小卡片寫著，自從那一次頭薦骨療法的示範之後，她再也不需要助聽器了。她建議約翰博士檢查這個助聽器，看看究竟發生了什麼事！

我自己覺得海豚對於頭薦骨療法有著莫大的幫助，這樣的感受因爲我曾經和野生海豚一起游泳而變得更加強烈。當我在茂宜島的海邊游泳時，曾經兩度被三十隻或更多這種美麗的生物圍繞。當我和牠們一起游泳的時候，我覺得牠們在打量我，而且牠們能夠在能量的層面上認識我，就好像我也可以在頭薦骨療程中閱讀我的案主一樣，只不過海豚的閱讀更加深刻、更加完全。我也感覺到自己的大腦正在根據海豚在水中創造出來的聲音和各種震動，進行重塑和改變。這樣的感受似曾相識，那是我在接受頭薦骨療法時，我的頭部曾經有過的感受，只是更深刻、更細緻。

【個案分享14】

整合所有手法以獲得最佳效果

我要利用這一節的個案分享，為你説明這一章所有的訊息應該怎麼整合在一起：首先是尋找適當的療癒師以及療癒方法，接著以適當的頻率進行療程，並且利用多人多手頭薦骨療法和全方位療癒計畫來促進傳統醫學治療的成效，即使這看起來充滿挑戰而且複雜，但是你可以透過這種方式獲得強大的療癒效果。

大約有四年之久，我和我的同事一起為一位女大兵瑪麗拉進行頭薦骨療法，她的頭部受到重創，身體也有多處損傷。她是一名軍人，在女兒出生三個月後就和丈夫一起到伊拉克出任務。二〇〇四年十二月，她剛升上士官長沒多久便再度前往伊拉克，但是這一次她卻受了重傷。她陷入昏迷長達六個月之久，在東岸的醫院住了快兩年，經歷過許多手術以及令人痛苦的醫療程序，最後終於轉診到她家鄉附近，位於加州利佛摩（Livermore）由退伍軍人事務部（Veterans Administration）所管理的醫院。

二〇〇六年八月，當瑪麗拉轉診到加州以後，有一個頭薦骨療癒師團隊開始為她提供頭薦骨療程，我就是其中的一份子。對於這樣一位受到高度創傷的患者來說，最好讓瑪麗拉從幾位經驗豐富的療癒師那裡接受多人多手頭薦骨療程。所以我們排定了每週的班表，當她躺在病床上的時候，至少會有兩位高階療癒師可以為她施做。有時候則會有五位療癒師一起在她身上工作。

我們剛開始和瑪麗拉工作時，她講話會口吃，記憶上有著嚴重的缺失，並且需要完全的協助才能夠上下床。她對於移動身體感到相當恐懼，因為這會造成劇烈的疼痛。但是在白天的時候，醫護人員還是得常常移動她的身體。不過沒多久，瑪麗拉開始記得我們的名字，並且會期待頭薦骨療程到來。她的記憶力改善了，講話也越來越清楚，而且比較願意自己下床。

在我們一起工作的最初幾年，瑪麗拉的主要問題是尾骨和骨盆強烈的疼痛。她的右手臂也會痛，此外，肩膀、手肘、手腕和手指頭的活動能力都受到嚴重的限制。不過就在第二次頭薦骨療程之後，她便能夠自主地用右手吃午餐。

在許多次療程當中，我們都把工作重點放在筋膜的釋放，特別是她曾經插入人工呼吸管和胃管的部位。這兩種醫療介入挽救了瑪麗拉的性命，但也為她帶來相當痛苦的後續影響，讓療癒變得更加困難，尤其是插入胃管的地方，這是我們長期以來的工作重點。在拔管六年之後，這個地方終於不會再將胃液滲漏出去。

二〇〇七年，瑪麗拉開始以輪椅代步，也試著自己走路，所以我們開始到水療池工作。在水療池的第一個療程要結束時，她變得非常放鬆，說自己好像睡了兩年一樣，所以我們認為水療池是為她進行療癒最理想的地方。池水為瑪麗拉提供了移動的自由，之前轉圈會讓她產生嚴重的焦慮和疼痛，但是她現在可以自己在水裡進行三百六十度的轉圈。在療程之後，她可以直接進入走路的練習以及姿勢的矯正課程，深深地去感受療癒之後所發生的變化，並且整合她的身體重新發現的自由。

瑪麗拉的進步讓退伍軍人事務部的醫療團隊感到驚奇不斷。在她最初受傷的時候，他們覺得她會從此昏迷不醒，後來他們認為她可能需要全天候的看護。對他們來說，看到有人在頭部受到嚴重創傷之後六年還能持續進步，是非常不尋常的。不過對於認識她的人而言，她在各個方面的進步的確是有目共睹。現在她可以靠著四角枴杖自己走上一段短短的路，可以自己上下床，在游泳池裡游個二十五圈，自己下水、自己離開泳池，畫很棒的畫，騎馬和騎越野車，彈鋼琴。她甚至開始學習跳騷莎舞。

除了退伍軍人事務部的醫療團隊，瑪麗拉和她的家人組織了一個健康團隊，為她提供密集的療程，包括頭薦骨療法、瑜伽、整脊、馬術治療、針灸、以及偉士柏訓練（Vasper，一種低衝擊的運動計畫）。這個綜合的團隊由瑪麗拉的母親負責聯繫工作，她是這個團隊的負責人。

連續好幾年，頭薦骨療法是瑪麗拉在療癒和復原過程中最固定的一項治療。不過她之所以能夠獲得如此驚人的進步，她的決心是最重要的因素。她的父母也把支持她變成自己的使命，負責為她安排各種治療，讓療癒得以成功。所以她現在如自己所說，已經找到並且活在「自己內在的信心之地」。瑪麗拉清楚地知道自己會一直進步下去，也充滿了繼續進步的決心。

如今你已經知道該如何找一個頭薦骨療癒師，也知道如何打造一個屬於你的健康團隊。現在讓我們更仔細一點，看看你可以做些什麼來確保自己能夠從頭薦骨療法獲得最大的益處。

7

維持療癒後的效果

在這一章，你會學到一些方法，除了可以幫助你爲頭薦骨療程做好準備，還能爲你的日常生活提供支持。我會給你一些實際的建議，讓你知道該怎麼做才能從頭薦骨療法獲得更多的益處，並且擴大療癒效果。在這一章的最後，我會舉幾個簡短的案例（這些案主時間有限，但是很有心想要照顧自己），讓你知道要如何從療程獲得最佳效果。所有的建議和例證都是用來激發你的想像力，目的是要強化你自己頭薦骨療法的體驗，還有更多的方法等著你去發掘。

如何獲得頭薦骨療法的最佳體驗

頭薦骨療法被視爲一種「補充」（complementary）療法，但不要把它當成「附送的」（complimentary）——它當然不是免費的！一般的健康保險都沒有給付這個項目，所以當你決定要試試頭薦骨療法，你要投入的不只是時間，還有金錢。我的許多案主都有醫療保險，他們會運用頭薦骨療法來處理一些有給付的醫療服務無法解決的健康問題。也有一些案主根本就沒有醫療保險，這類案主通常是把頭薦骨療法當成一種預防性的保養。另外還有一些案主只有急救的醫療保險，他們不使用除了急救之外的傳統醫療服務，並且以頭薦骨療法取代一般的醫療服務。

人們一開始會嘗試頭薦骨療法有很多原因。有些人已經試過以藥物和手術來處理自己的問題，但是發現這兩者並沒有太大的幫助，所以他們把頭薦骨療法視爲最後的手段。有些人在進行對抗療法的時候獲得不錯的成效，但是也清楚有些問題是傳統的治療手段無法對付的。就算傳統的醫療方法，像是手術，可以解決某些問題，但是在手術的過程中，難免還是會引發一些額外的身體、情緒和精神議題，這不是外科醫師一個人可以處理的。療癒有非常多的面向，所以我們才會需要組一個健康團隊來幫助我們。

至於你爲什麼會想要進行頭薦骨療法呢？知道自己的理由，可以幫助你從療程中獲益更多。

這些年來，我注意到有些人可以很快、很深地進入療程，即使那是他們第一次進行頭薦骨療法，對這項療法並沒有太多認識。其中有些人有固定的靜心或是靈性練習；有一些人是瑜伽或是太極拳的練習者；另外還有一些人精通其他療法，像是按摩或是諮商，而且可能會運用這些工具來幫助自己度過生命中某些重大的事件。這些人都有某個共同點：他們持續不斷地進行某些練習，或是擁有某些可以幫助他們接觸自己內在智慧的人生經驗。他們知道要如何歸於中心，並將自己的根基扎入大地，即使他們不一定會使用這樣的字眼。

這些人相當了解自己獨特的學習和療癒過程，他們知道療癒不一定會循著線性發展，自己很可能會在過程中發現一些意料之外的東西。如果我們擁有某種讓自己歸於中心並且扎根的練習，那麼當我們在探索一些讓人不舒服的身體或心理感受時，就不會那麼害怕、那麼抗拒。我和那些擁有深度覺察並且可以與自己連結的案主工作時，工作會變得比較順暢、有深度，也會有它自己獨特的焦點。這樣的療癒非常有效率，像是我和莎拉的療程，她只用了一次療程就解決了氣喘問題（參見個案分享9）。

頭薦骨療法針對我們存在的核心工作，我們可以用很多方式靠近那個重要的地方。讓自己在療程中感到自在是很重要的，這樣你才能以最適合你的方式進行工作。我知道有些人希望可以就自己接受過的每一次療程進行討論，另外有些人則只是靜靜地看著身體內部發生的變化。有些案主在療癒的過程中會一直講話，而雖然講話的內容與他們的身體正在發生的事情無關，但是他們的組織卻顯示出持續的正向改變，所以我知道他們的談話沒有妨礙療程的進行。無論你決定要講多少話，如果療程讓你開始有點喘不過氣或是太過緊繃，記得要告訴你的療癒師。療程可以根據你的舒適程度和你的速度來進行調整。

如果有某些重要、具有特殊意義的變化開始發生，診療室會出現一種具體可察的神聖氛圍。那些曾經在一旁觀看我工作的人對我說，光是待在同一個房間裡就能夠獲得正面的影響，他們的身體也會接收到某種寧靜感。每當有人不小心闖入正在進行的頭薦骨療程，都會直覺地知道自己必須保持安靜和尊重。話雖如此，如果你可以旁觀療程，你可能會發現我們相當歡樂。幽默是進行療癒的一個好方法，而且在處理情緒上的執著時，笑聲和眼淚一樣有力。人們跟我分享的各種洞見和靈光一現的「啊哈」的時刻，對我而言是種禮物，這讓我能夠每天都體驗到智慧的不同樣貌。

留一點時間感受療癒後的改變

為了獲得更好的頭薦骨療法體驗，將療程的這一段時間完全據為己有是很重要的。躺在診療床上的時候，你不會想要爬起來回覆簡訊或手機來電。曾經有案主遲到了，匆匆忙忙地進入診療室，要求我把療程縮短，好讓他可以接著回去開會。雖然我很樂意將療程安排得緊湊一些，但是我覺得這麼做無疑是在自欺欺人。

療程結束以後，在你重新回到忙碌的生活之前，請給自己一點時間來扎根、適應，並且利用扎根的練習幫助自己深化、擴展剛剛在療程中發生的變化。我看過有的案主一離開診療室，立刻就回到他們舊有的情緒糾結模式……我希望你們都能保留療程的收穫！如果你沒有練習任何特定的靜心法門，這一章接下來會給你一些建議，讓你知道可以從哪裡開始。

如果你是一個動覺型（kinesthetic）的學習者，透過瑜伽、太極拳、舞蹈等方法動一動身體，這對於擴大頭薦骨療法的效果非常有幫助。有些人喜歡在療程結束後，在筆記本上寫點東西或是塗鴉。你也可以在療程前後趕緊把你的夢境、飄過的念頭和情緒記錄下來，這也能為你帶來深刻的洞見。如果有某個新的記憶浮現，你可以和家人或朋友確認一下這個訊息的真實性，就像我在第一章提過的吉姆一樣，他記得自己在嬰兒時期髖部不太舒服，在電話中，他的阿姨說他那時候的確在髖部裝了一個調整支架（參見個案分享1）。

無論你習慣怎麼做，如果你可以挪出一點時間來感受療程所帶來的變化，你就可以從每一次的療程獲得更多收穫。讀一些激勵你的書、或是聽一些可以讓你向上提升的CD，會很有幫助。我自己有一個小小的圖書館，如果其中某些主題和案主的療程有關（我的館藏當然包含了很多韋恩．戴爾的CD），我常常就會把那些資料借給他們。其中有一本很棒的書是雪柔．李察森（Cheryl Richardson）寫的《好好愛自己的藝術》（*The Art of Extreme Self-Care*），書中有很多關於自我照顧的實用建議。我也應某些案主的需求錄製了一張CD，用來幫助他們放鬆，並且以一種更深入的方式去覺察身體的感受，其中還包括了一段給做惡夢或是睡不好的孩子使用的簡短靜心練習。

有時候，你可能在離開療程時已經收到來自內在智慧的特定「命令」，其中包含了一些行動，只要採取行動就能達成你所欲求的改變。舉例來說，當我在溫哥華的時候，我和妮可萊與她的家人見面，我們之前曾經在茂宜島一起工作（參見個案分享2）。妮可萊的姊姊艾許莉有嚴重的背痛，痛感從背部延伸到她的左腿，並且讓她的左腳感到刺痛萬分，所以我們決定一起幫她進行頭薦骨療法。

當我在艾許莉的心臟部位工作時，我們邀請她的心臟加入療程，告訴我們它的感受。它說它很累，此外，她覺得艾許莉一點也沒有聽到它的聲音，因爲她太忙著工作和上大學而沒辦法注意它。

接著，我們邀請艾許莉的內在智慧支持她，看看她的下一步要怎麼走。她的內在智慧以亮光的形式出現在她的心靈之眼當中，艾許莉突然了解，如果她沒有常常去傾聽自己的心，腳上的刺痛就會負責讓她把速度慢下來。

艾許莉同意每天花一點時間來感覺自己的心。但是當我們問她的心，這樣的計畫聽起來好不好，它的回答是：「我不相信她！」艾許莉有點被這樣的回答嚇到。她知道這是她對自己許下的重要承諾，她安撫自己的心，保證這次會全力以赴。

艾許莉遵守了她的承諾，症狀也有了改善，腳上的針刺感消失了，平日也比較不會覺得有壓力或是疲勞。

艾許莉和她的心的對談告訴我們，如果我們想要在頭薦骨工作中獲得最佳效果，傾聽並好好跟隨我們在療程中獲得的洞見是非常重要的。當我們躺在診療床上的時候，我們並不是消極的接受者，而且在療程之後，我們依然要持續地爲自己負起責任。

促進療癒效果的八種練習

現在讓我們來看看一些練習，你可以把它們運用在療程中，讓你的體驗變得更美好；你可以把它們運用在療程過後，幫助你維持和深化療癒效果；你也可以把它們運用在日常生活中，讓自己歸於中心、扎根於大地。

練習1：覺察呼吸

在頭薦骨療法的過程中，我會全程觀察案主的呼吸模式，這是一個指標，讓我知道他們有多放鬆（或是有多緊繃）。我也會注意自己的呼吸，確保自己有保持放鬆和臨在當下。在療程中深深地呼吸或是嘆氣，是很正常的。當這些呼吸發生的時候，身體組織通常正在釋放舊有的糾結模式。所以如果你覺得想要這麼做，就允許它們發生。

有時候，呼吸有著自己的故事。舉個例子，我有個案主從療程一半的時候就開始出現短淺、急促的呼吸，一直持續到療程結束。我問她感覺如何，想確定她沒有感到不舒服，她告訴我，她對於這樣的呼吸節奏感到很熟悉。似乎每當她感到焦慮，她的呼吸就會開始改變，她會覺得身體變暖，接著會嚎啕大哭，最後會進入一種快要崩潰的狀態；不過，她很訝異自己現在竟然會這樣呼吸，因爲她覺得躺在診療床上很放鬆。我鼓勵她繼續以這種方式呼吸，因爲我可以感覺到她身體所產生的熱能正在幫助她的組織擴張和放鬆。我們兩人都覺得這個現象非常令人驚奇——她的身體選擇了那樣的呼吸模式，讓組織能夠產生足以釋放她身體緊繃的動能。

有時候，當療癒師在非常緊繃的部位工作，你可能會覺得不舒服。一個常見的緊繃部位就是顱骨底部與脖子的交界處，因爲這個部位有很多常常都很緊繃的厚實肌肉，這樣才能保護這個脆弱的部位。用來打開這個部位的技巧，通常會給案主一種「激烈」的感覺，也有人形容那是一種「好的疼痛」。當這種情況發生，我會鼓勵案主特別把注意力放在吐氣上，邀請身體把任何不再需要的緊張都釋放掉。

有些案主會覺得療程進行時，呼吸突然變得順暢許多，特別是在橫隔膜的部位。他們可以感覺到空氣在身體內部移動，這種全新的體驗是相當令人興奮的！我鼓勵他們注意這樣的變化，回家以後也可以花點時間觀察呼吸，注意氣息移動的感覺。

覺察呼吸練習就像是瑜伽的調息法，不管是在診療床上或是在家裡都很有用。我自己在進行頭薦骨療法的時候，就覺得這個練習對我很有幫助。

練習2：跟隨直覺移動

在接受頭薦骨療法時，我常常覺得自己很想移動，而我會跟隨這樣的直覺，並且知道我的療癒師會支持我這麼做。順著這樣的感覺去移動，是我接觸自己內在智慧的一個方法，它幫助我深入理解眼前的問題，並且告訴我如何放下執著。我鼓勵你們，身體在想要移動的時候就讓它去移動。你可能從來沒有這種移動的衝動，或是你也可能像我，位於光譜的另外一邊，是一個動覺型的人——我自己在接受頭薦骨療法時都會在診療床上做出某些動作。你會找到你自己移動（或是不移動）的方式，讓你的療癒更有效果。

在接受頭薦骨療法的過程中動來動去可能會讓你感到脆弱，但是如果你有這樣的衝動而且覺得安全，那就跟隨它吧！一切都在你的掌握之中，只要你想停下來就可以停下來。就實際的層面來看，要記得診療床不是很大；如果你覺得自己已經太靠近診療床的邊緣，你可以回到床中間安全的位置，接著再繼續療程。

在療程結束之後，移動也是讓你的內在過程持續下去的一個好方法。艾蜜莉·康拉德（Emilie Conrad）發明了一個方法稱爲「連綿流動技巧」（Continuum Movement），可以幫助你改善自己尋找並且跟隨身體衝動的能力。連綿流動技巧的目的，是爲了探索身體在沒有外在命令加諸其上的時候，身體究竟會如何移動。我們會利用呼吸和聲音來震動身上的組織，將身上的緊繃鬆開來，或是「軟化制約」（soften the inhibitors）。接著身體就可以按照它想要的方式移動，而不是把移動當成達到某些目的的手段。以一種打破慣性的方式移動，可以創造出深刻的改變。

我在水裡的時候總是可以輕易地釋放掉那些纏繞著我的事情。我曾經在水中接受過一些不可思議的頭薦骨療程，不過當我在游泳池進行日常運動、或只是在水裡移動和玩樂時，也有過美妙的釋放。在陸地上，瑜伽是一種讓你可以在療程結束之後繼續整合療程的好方法，特別是居家練習。這樣一來，你就可以選擇一些適合你當下狀況的姿勢，盡情停留。療程過後，在寧靜的居家時光中，我會繼續跟隨內在自發的移動欲望，看看它們可以帶我到哪裡去。我會保持觀照，這樣我就知道這個過程何時會告一段落。

當我和瑜伽練習者進行頭薦骨療法的時候，每當我們覺得身體的某個部位打開了，我們就會討論哪些瑜伽體位法會運用到同樣的肌群。舉例來說，如果我們覺得髖關節內收肌（大腿內側的肌肉）打開了，我們或許會談一談「坐姿前彎式」。我會請他們在療程過後多留意自己的瑜伽練習，他們通常會說自己突然能夠在某些體位法進入得更深。有個案主說：「我後來去上瑜伽課，眞不敢相信自己的內收肌有那麼大的變化，那裡一點拉扯或緊繃都沒有。以前在坐姿前彎的時候，我都覺得那邊快要被拉斷了。」在頭薦骨療程過後的靜默時刻，瑜伽中的「雙腳靠牆倒立式」，對大多數人來說都很有幫助。在這個體位法，你可以放鬆地躺著，把雙腳靠在前面的牆上休息。

我建議你找一種動態的練習來支持自己的身心健康。太極拳或是皮拉提斯都是很棒的練習，能幫助你繼續打開身體，讓頭薦骨療法所帶來的變化繼續保持下去。在療程之後輕鬆地走走路，也是整合的好方法。在附近找個開闊的空間，你可以爬爬山，或是在戶外的寧靜中安坐。你可以在附近的街道散散步，或只是在自家後院緩緩地動一動。

練習3：發出聲音或唱歌

和想要動一動身體的渴望很像，或許你會在頭薦骨療程的某個片刻突然想要發出聲音。你可以鼓起勇氣試試看，特別是在療癒師面前！你的療癒師會支持你做任何你想要做的事。我通常會跟著案主發出同樣的聲音，這可以讓他們比較不會覺得不好意思。

我覺得有個聲音很有幫助，聽起來像是「ohm」或是「voom」，但是任何自行出現的聲音都很好。聲音會在你的身體內部產生你可以察覺的震動，幫你打開內部空間，爲你帶來一種平靜的感受。當你覺得自己瀕臨臨界點，發出聲音會特別有幫助。

你也可能想要大聲說出某些話，當療癒師在身體任何一個部位工作時，這都有可能會發生。不過我發現，這種現象最常發生在療癒師釋放喉嚨和口腔的時候。有時，你的腦海中會突然浮現一首歌曲，你可以把它唱出來，或是請人唱給你聽，這會讓你覺得渾身舒暢。雖然不是每個療癒師都有一副好歌喉（包括我），但是我們通常都很樂意試試看！我甚至參與過一次多人多手頭薦骨療程，應案主要求，我們幾個療癒師一起唱歌給他聽。

我的診療室通常會播放平靜、不會造成干擾的音樂，不過你也可以考慮帶自己喜歡的音樂到診療室播放。有個案主自己帶CD來，那是她所屬修行法門的一個咒語，我就在療程中把它播放出來。

即使你在自己的療程中沒有使用聲音，不過在療程之後，它或許能爲你帶來一些幫助，不管你使用的是毫無意義的聲音或是完整的文字，是吵雜或是柔和。你可以在自己的車子裡盡情地製造聲音。我覺得跟著梵唱CD（一種應答的歌唱形式）一起唱特別有幫助，尤其是在和口腔有關的療程之後。

有個案主告訴我，有一次我們在療程中打開她的頸部和喉嚨之後，她注意到自己接下來一個禮拜在合唱團練習時，身體感到無比輕鬆。她在喉嚨發現的這個空間，讓她在唱歌的時候更加享受，而透過日常的排練，她得以繼續將這個廣大的空間保留下來。

練習4：檢視意象

在療程中，案主的腦海裡通常會浮現某些場景或畫面，這些意象可以幫助他們了解自己正在面對哪些議題。如果你看見某個意象，在療程過後經常去檢視它，可能會有幫助。舉個例子，我有一個案主有嚴重的膀胱疼痛，當我問她，我們是否可以把某些東西帶到膀胱來幫助它療癒，譬如顏色、溫度或是其他性質。她說：「涼涼的藍色凝膠。」運用視覺化的方法，我們將之帶入了她的身體，在療程結束的時候，她的膀胱或尿道都不痛了。現在，這已經變成她日常練習的一部分，她經常會在入睡前躺在床上時，想像這樣的凝膠出現在眼前。

運用想像力也是接通內在智慧的一個方法。剛開始練習的時候，你可能會覺得很彆扭，也可能會感到某種自我懷疑。但是如果你可以啓用你獨特的內在意象，便能獲得許多寶貴的訊息。

有個好朋友和我分享她在某一次難忘而且效力強大的療程中所看見的意象：「我看見一個巨大的鑰匙圈，上面有好幾百支鑰匙。我突然發現自己對於每個情況都想找到正確的鑰匙，讓我自己可以『適應情況』。接著我遇見一位嚮導，他教我跳舞；後來，鑰匙變成鈴鼓，我隨著它舞動，覺得自己以本來的面貌融入這個環境，並且慶祝這件事。現在每當我在自己的心靈之眼中看到這個鑰匙圈，我就知道自己正在試著融入某個環境，或是想要改正某個狀況，這時我就會提醒自己：我只要做自己就好。」

練習5：記錄夢境

夢境可以說是通往潛意識的一條道路，很多人相信你可以在夢中找到事情的意義和問題的解答。案主經常告訴我，他們在進行療癒之前，會夢見一些與自己的症狀有關的夢境，就好像身體在爲他們指出必須進行療癒的部位。

我並沒有受過解夢的相關訓練，但是常常有人會在療程中跟我說他們做了什麼夢。還好我不用提供任何分析，因爲在療程進行的過程中，案主就會自己找到答案。

在一次這樣的療程當中，案主來到診療室後跟我說，她前一晚做了一個夢——她夢到一隻母老虎。我們從她骨盆的右側開始工作，她問我那個部位的脈輪是什麼顏色。我說橘色，然後她說：「那就是這隻母老虎要告訴我的事，我的恐懼就儲存在那裡。二十年前，當我因爲自己開公司而感到恐慌的時候，我移除了右邊的卵巢；現在，我對於下一步要怎麼走感到很害怕，這隻母老虎是一個象徵，她要我鼓起勇氣。」

這些訊息從她口中傾洩而出。當她講話的時候，我發現她的薦髂關節打開了。她的骨盆裡產生了某種新的空間感，我請她好好地感受一下。她帶著某種新的使命感離開療程，願意進入職涯的下一個階段。

在頭薦骨療程之後，案主經常會睡得更深、更好，而且還會做一些比較有趣的夢。當你醒來以後，可以把你記得的意象都記下來。對我來說，幾個禮拜之後再回去讀這些訊息非常有幫助；與我剛剛把它們寫下來的時候相比，這些文字總是會在日後變得更有意義，雖然我無法說明原因爲何。

練習6：閱讀童話或神話故事

人們也會在自己的療程中發現隱藏的主題，這些主題經常也會出現在童話或是神話中。雖然我們每個人的狀況都不一樣，但是我們所有的人都圍繞著同樣的核心議題打轉。當我和孩子們一同坐車的時候，我會聽一些童話故事。令我訝異的是，每次我聽這些故事時，都會得到許多與我自己的生活有關的洞見。

你可能也會在讀故事或是聽故事的時候獲得新的領悟。我經常推薦案主去閱讀克萊麗莎．平蔻拉．埃思戴斯（Clarissa Pinkola Estés）的作品，聽她的CD也可以讓你對自己的頭薦骨療程有更多的想法。

或許你也可以在喬瑟夫．坎伯（Joseph Campbell）的神話學著作中發現自己的生命議題，裡頭收錄了許多來自世界各地傳統的美妙故事和意象。

練習7：寫日記

有些人喜歡寫作。即使你不覺得自己是個作家，寫日記對你仍然很有幫助。記得這是為你自己而寫，而不是寫給其他人看的，所以這是一個你可以抒發想法、夢境和情緒的好方法。

在我的成長過程中，寫日記並不是一件特別吸引我的事，但是我學著去享受它，也發現它的益處。你可以針對自己的頭薦骨療程寫下一些描述，而通常當你在寫的時候，你會對自己的體驗產生更深刻的了解。如果你進行了很多強烈的情緒工作，你的日記會是記錄這些感受的安全地帶；當情緒降溫，你可以再讀一次，這樣你就會看見更多訊息。有些習慣寫日記的案主會把療程中獲得的訊息記錄下來，之後再把這些訊息帶到諮商療癒師的診療室作進一步的探索。有些人來見我的時候會把日記本一起帶來，因為他們想要盡快把某些訊息、印象記錄下來，以免忘記。

在你準備接受頭薦骨療法之前，你也可以運用寫作來確立自己的意圖。你的問題範圍可以很廣。你可以這麼問問自己：我希望得到什麼樣的結果？我的身體有沒有任何地方需要舒緩一下？我能不能更深入地了解某些疼痛？我的疼痛總是在某些特定的時間或地點出現，原因何在？這樣的問題和過去的事件有關嗎？

我總會鼓勵案主在療程之後給自己一些安靜的時間，看看自己有沒有任何新的感受。這是把你的體驗記錄下來的好時機，看看你在療程中有沒有注意到什麼事情、或是產生什麼有趣的念頭。在療程過後二十四個小時，你的身體仍在積極地療癒、整合，所以你可以在這樣的反思時間中獲益。或許你會發現寫作也能幫助你的身體變得柔軟和放鬆。在你寫作的時候，經常也會體驗到新的情緒和感受。

練習8：畫畫

如果你喜歡畫畫更甚於寫作，你也可以用它當作媒介，幫助你在療程過後繼續進行整合。你可能在療程中看到某些清晰的意象，它要你把它畫出來。有些案主會在療程中看見令人驚奇的生動色彩，藉著隨手塗鴉或是把這些顏色畫出來，可以延續療癒的過程。請允許自己跟著直覺走。

有一次，我在療程中看見驚人的意象，於是有了畫畫的衝動。我只好出門去買一堆繪畫用具，而在這之前我從來沒有想過要畫畫！有趣的是，我很清楚自己想要什麼樣子的粉蠟筆和畫紙。畫畫對我來說是一種非常強力的過程，而且經常讓我大吃一驚。某些事件在兒時發生時，身爲當事人的我一點力量也沒有；然而在處理童年經驗的時候，畫畫卻給我一種一切都在掌控之中的感受。我甚至對自己的藝術天分感到訝異，對於自己能夠成功地傳達某個意象也感到相當驚訝。

頭薦骨療法和靈性修持的關係

雖然頭薦骨療法是一種身體的、「組織層面」的技巧，但它無可避免地也會對我們的情感和靈性產生衝擊。在一次療程當中，要將多少靈性的面向放在檯面上，依據案主和療癒師的舒適程度而定。如果你和你的案主在這方面看法不太一樣，那就跳過它，尋找下一個適合的方法。

對於某些人來說，他們的靈性修持和日常生活密不可分，所以自然而然地成了他們療癒過程的重要成分。我對於所有的信仰抱持著開放的態度，因爲我覺得它們有著共同的基礎和眞理。當案主連結他們的靈性嚮導，我也能感覺到平靜和支持的力量，無論它如何現身，而這樣的感覺是美麗而神聖的。舉例來說，我有一位案主和她的基督教教會擁有很強的連結，當我們在工作某些情緒議題的時候，她會召喚聖靈來爲她的療程提供支持。

當案主從自己的靈性信念汲取養分，他們會比較能夠面對平常無法忍受的感受或情緒。長年以來有固定練習靜心的案主，經常也會在療程中或療程後運用正念的技巧。此外，在療程結束之後，只是簡單地安靜下來做個身體掃描，也是很不錯的。

我一位親愛的朋友敘述了她是如何看待頭薦骨療法和靈性的關係：「身爲一個靈性追尋者，我相信我的責任就是好好照顧靈魂的居所。帶著這個信念，我嘗試了頭薦骨療法，而我完全不知道會發生什麼事。我很快就知道疼痛並不只是表面上看起來的樣子而已，頭薦骨療法提供一個機會，透過身體來辨認並且療癒情緒的疼痛。我們的外在自我與內在自我跳著錯綜複雜的舞步。我們可以帶領舞步，不然就是選擇跟隨舞步。

「在我第一次接受頭薦骨療法前的那個早上，我像平常一樣進行日常的靈性練習，也就是冥想，希望可以在療癒上獲得指引。當我躺在診療床上，頭薦骨療癒師的碰觸讓我的身體可以放鬆，並且自發性地回應各種狀況。我發現有些疼痛的部位事實上是情緒『熱點』，那裡糾結著某些負面的回憶和感受。有時候我會和療癒師談論這些問題，有時候我會對自己念誦咒語，此時，我的身體變得放鬆，進入了某種不同的狀態。療程結束的時候，我覺得充滿精力，對於這個療癒方法感到非常興奮。

「頭薦骨療法已經成爲我終生靈性追尋的一部分，我從來沒想過它能夠幫助我培養覺知。在我的療程中，我看見顏色、記憶、象徵和關於未來的可能性。進行這項療程不一定總是很輕鬆，但是一定會收穫滿滿。醫生跟我說我這輩子可能沒有辦法再跑步，但我剛剛才跑完半程的馬拉松。想想看這樣的可能性！」

♥ ♥ ♥

很多年前，有人介紹我認識一位印度上師，她的名字叫作摩多．阿彌利哆難陀摩伊（Mata Amritanandamayi），尊稱爲「阿瑪」（Amma），意思是「母親」或是「神聖母性能量」。阿瑪被摯愛她的人們稱爲「擁抱聖人」（hugging saint），她在全世界擁抱了幾百萬人，每兩年會到灣區拜訪一次。她尊重所有的宗教，也常常接見來自不同背景的人們。

回想我第一次參與她的「達顯」（darshan，她的跟隨者稱之爲「接受擁抱」）經驗，那眞是非常美妙。那天她接見了好幾千人，但是當她與我四目相交時，她的目光眞是我這輩子所體驗過最處於當下、最不具批判意味的一個回應。那樣的經驗對我而言是一大啓發：我明白、也感覺到，在與他人的工作當中，療癒師必須慢慢讓自己變得更臨在當下、更少分心，這是非常重要的一件事。這爲我提供了一個黃金標準，讓我可以繼續朝著這樣的目標前進。

「體驗奇蹟」之旅

你可能會發現某些特殊的地點可以爲你提供支持，並且以獨特的方式強化你的體驗。如果你還記得，當我在茂宜島跟妮可萊工作時，我請她感覺周圍的海浪聲，讓海浪爲她提供支持。當你在接受頭薦骨療法時，你可能會發現自己處於某種類似但又獨特的情境之中——或許是在巴哈馬群島跟海豚游泳；或許你也可以在能量上與某個特別的、支持你的地方建立連結，比如森林或是某座特定的山。

二〇一一年六月，我有個很棒的機會可以參加由韋恩・戴爾所領隊的「體驗奇蹟」之旅，因而得以在一些靈性聖地進行頭薦骨工作。我是這個一百六十人旅行團的一份子，我們探訪了三個特別的地方：義大利的阿西西，那是聖法蘭西斯（St. Francis）的居所；法國的盧爾德，在這裡，聖女伯爾納德（St. Bernadette）見到聖母瑪麗亞顯聖十八次；還有波士尼亞的梅久戈耶，據說從一九八一年開始，聖瑪麗（Blessed Virgin Mary）便在此顯靈。

參與這次行程的人都是韋恩的追隨者，對於新的經驗都保持敞開的態度。這樣的旅行是非常獨特的場景，我們可以在路上找到許多強化個人改變的方式。這個旅程也提供了連結靈性、探索靈性的豐富機會，我們有很多可以自省的時間，可以參訪許多能夠激勵人心的景觀，還可以和支持自己的同道中人結伴而行。

在阿西西，韋恩獲得特別許可，可以在聖彼得教堂的神聖空間發表演說。他邀請我到講台上分享我和妮可萊的工作經驗。演講結束之後，我變得炙手可熱。在接下來的旅途中，我和二十三個人進行了非常聚焦的三十分鐘療程（通常我的療程都是六十分鐘）。

這樣的工作方式強度非常高，也相當令人驚奇。案主在短時間內就體驗到許多變化，我相信這有很大一部分是因爲他們期待美妙的事情發生，而且他們也相信自己可以觸及內在改變和療癒的能力。更重要的是，在他們的療程結束之後，他們仍然沉浸在充滿可能性的集體能量中，仍舊處在有著特殊意義的地點。舉例來說，在盧爾德，當頭薦骨療法結束之後，案主可以在聖水中沐浴——這可是一般的頭薦骨療程沒有的！

關於人們在這趟旅程中對頭薦骨療法有何體驗，還有之後發生了什麼事，以下是幾個例子：

珊蒂在這次旅程中第一次接受頭薦骨療法。多年來她都有慢性頸部疼痛的毛病，在過去六個月，過敏性蕁麻疹也找上了她。她有吃藥，但是只有在蕁麻疹讓她感到非常不舒服時才吃。

在療程中，珊蒂一下子就進入放鬆狀態，並且開始感覺身體產生了某些變化。我在她右側的骨盆和頭部工作，過程中也試著打開她顱底的空間。後來她跟我說：「在三十分鐘的療程之後，蕁麻疹完全消失了，頭部的僵硬和疼痛也不見了。這眞是奇蹟！」她補充道：「我覺得自己這輩子，腦袋從來沒有像現在這麼清晰、覺得這麼愉快過。」

我介紹珊蒂去找她們當地的一位頭薦骨療癒師，她的頭薦骨療程就這樣持續下去。

對於史提夫來說，接受頭薦骨療法也是一種全新的體驗，但是他的態度非常開放。在一次摩托車事故後，他的右手骨折，情況非常嚴重。因爲休克和失血，他到醫院時，生命已經進入危險狀態。後來很長一段時間，他的左髖和頸部都會感到疼痛，右手臂偶爾也會有麻痺的感覺。我從他的骨盆開始進行療癒，當他的組織開始變得柔軟，他感到雙腳有一種刺痛的感覺，左腳則是有另外一種冷冷的感覺。我感覺到他的薦骨重重地往我的雙手沉。當我們在他的頸椎工作時，他說有一道暖流延伸到手臂上。

在我們的旅程快要結束時，史提夫有天早上醒過來，突然覺得脖子很痛。他告訴我，這樣的疼痛在一天之內就慢慢舒緩下來，對他來說這不太尋常，因爲以前只要他開始感到痛，痛感通常都會持續一個禮拜。我的想法是，因爲他的薦骨不像之前那麼緊繃，所以他的身體開始能夠進行自我調整。九個月之後，史提夫寫了一封電子郵件給我，他說：「我髖部的問題幾乎已經消失了，我做了很多重量訓練來幫忙強化那裡的肌肉。當你爲我進行療癒時，感覺到自己薦骨移動的經驗是我一輩子都忘不了的！」

關於這個個案，我要補充一件快樂的事——史提夫和他的太太一直想要生孩子，在他結束旅程回到家裡之後，沒多久他的太太就懷孕了。他最近把自己漂亮寶貝女兒的照片寄給我，這實在太讓人開心了。

♥ ♥ ♥

在這趟旅程快要結束的時候，我們在克羅埃西亞南部的杜布羅夫尼克（Dubrovnik）

停留，我為南西．拉文進行療癒。她是賀氏書屋的活動總監，基於職責所在，她必須一次協調許多活動，而在每個活動中，她都是那個運籌帷幄的人。在我們的旅程當中她也不得閒，所以紓解她的戰或逃反應是療程的工作重點。她從來沒有進行過頭薦骨療法，不過之前體驗過許多其他補充療法。

我們大部分的時間都在她的骨盆工作，藉著打開附近的組織來釋放薦骨的緊繃。當這個部位的組織開始把緊繃釋放掉，同時也產生了許多的熱能，她感覺到從雙腳到腳底有一種麻麻刺刺的感覺。當我開始處理她肩胛骨緊繃的筋膜時，她進入了深沉的放鬆狀態。這讓我可以在她脖子底部多創造一些空間，這時我感覺到她的頸椎回歸正位。最後，我在她的枕骨誘發了靜止點來結束這次療程。

結束後，南西在診療床上躺了五分鐘，讓自己好好感受這樣的體驗。在這一趟旅程當中，她對於自己的個人議題有了很多洞見，在旅途快要結束時進行這樣的療癒，讓她可以整合身體學習到的新東西。

在這一次療程之後，她的同事問我在她身上施了什麼魔法，因爲她們從來沒有見過她如此淡定、如此放鬆。我們這一天乘著帆船在亞得里亞海的埃拉菲蒂群島（Elafiti Islands）航行，跳舞歡慶我們一起共度的時光。對於南西來說，這是個好機會，讓她可以繼續實踐我們一起進行過的工作，透過跳舞表達她的身體剛獲得的自由感受。

♥ ♥ ♥

我希望我提供了足夠的點子，可以激勵你尋找一個屬於自己的方式，來深化頭薦骨療法帶給你的收穫。接下來，我會介紹一些簡單的技巧，讓你在家也可以自己進行頭薦骨療法。

8

居家頭薦骨療法簡易技巧

約翰博士發展出頭薦骨療法，並把它傳播到骨科之外的領域，因爲他認爲任何人都可以學習有效地運用這些技巧，並且帶來明確的療癒功效。對於那些並不打算以此爲業的人來說，他開了一門課程叫作「共享保健」。這堂課是頭薦骨療法的基礎課程，學員可以學到一些簡單又有效的手位，加以運用在朋友和家人身上。

對我來說，教授「共享保健」這堂課非常有趣而且令人興奮。課程結束的時候，每個人都對這樣的工作有了完整的了解，也獲得可以運用這些技巧的信心。他們可以在課堂上獲得親身的體驗，在我們試著要與內在生命力和諧共處的追尋路途上，我們該怎麼支持彼此、與彼此連結。他們也會知道，要把這些技巧運用在日常生活中並不困難。雖然面對面的學習比較有效和簡單，我在這一章還是會教你們一些小技巧，我相信你們可以好好地把它們運用在自己或是家人和朋友身上。

即使如此，首先，在我們嘗試任何技巧之前，還是要先了解這個工作的一些重要原則。你會學到一些常識性的預防措施，也會知道在哪裡可以找到資源幫助你。

對能量運作保持開放的心

全徒手治療是將生物能（bioenergy）從一處轉移到另一處。在頭薦骨療法中，療癒師希望可以將力量與平衡帶到案主的能量場。我有提過嬰兒和孩童對於頭薦骨療法的能量面特別有感覺，他們可以感覺到療癒師的手在靠近他們的身體，連看都不用看。

當我和動物工作的時候，我便是在進行能量的交換，這對我來說是很明確的事實。比如說，我曾經和一隻兔子工作過，牠沒有辦法跳，因為牠的左後腿在走路時都會歪到一邊去。在十五分鐘的頭薦骨療程之後，牠開始可以用左腳跳，走路也沒有那麼歪了。就我看來，這正好說明了這個工作的能量面，因為我對於兔子的解剖學一點也不了解——雖然我一如往常地跟隨軟組織的變化，但是我對兔子的身體結構並不清楚。我想，這時我只是比平常更仰賴直覺地去回應那些未知的精微能量。你並不需要精通這樣的能量觀點，但是保持開放的心態並對接下來要發生的事情保持好奇，是很重要的。

你會想知道能量究竟從哪裡來，是很自然的事。如果我們可以處在一種不批判的狀態，我們就會知道我們所使用的能量並不是我們自己的；不然的話，我們會在執行完療程之後覺得筋疲力竭。請試著相信，不管是你或是你的朋友需要什麼樣的能量，它都是可以取得的。換句話說，要記得有個無限的能量泉源，它可以成爲任何你想要的能量形式。當你在嘗試這一章所描述的技巧時，試著想像自己正在從地球或是宇宙汲取能量，或許會有幫助。

我在這本書裡也提過，某些案主會把一些彩色的光帶進療程中。比如說，有位案主想像一道粉紅色的光進入她的心，我也會跟著想像這樣的粉紅光通過我的手而流入她的心。我用視覺化的方式，讓這道光從我的頭頂進入，接著來到我的手上。你也可以這樣試試看。

有時候，我的案主會覺得他們必須將某些能量從身體釋放出去。他們可能會選擇一個特定的部位當成釋放區，像是薦骨，而我也會加入他們，想像能量從那裡離開。我會想像這樣一股能量往下進入大地，而且我經常會在腳底感到某種脈動感。關於要如何將能量帶入或帶離身體，並沒有明確的準則，不過要避免這樣的想法——認為你在「做」這個工作。要清楚知道，你並沒有把能量放到朋友的身體裡，也沒有把能量從朋友的身體拿到你自己的身體裡。

目前有許多研究正在探究來自體表的高頻能量，看看這些能量對於不同療法會有什麼樣的回應。如果你對這個主題有興趣，有很多很棒的書可以參考，像是薇樂莉·杭特（Valerie Hunt）所寫的《無限心智》（*Infinite Mind*）。

觀照你的意圖

就此而言，我們在頭薦骨療法工作中所抱持的意圖，以及我們生命中的每一件事情，都有其強大的力量，所以我們必須好好地觀察。我們經常不知道自己想要什麼，也沒留意自己內在有哪些聲音。當你準備把雙手放到朋友身上來試驗某個技巧時，請注意你腦海裡流過的念頭。或許你可以安靜地坐一會兒，觀照自己：你腦中所想，是你的願望、還是你親愛之人的願望？當你注意腦海中穿過的念頭，看看你對於這個即將和你試驗頭薦骨療法的朋友有沒有任何批判之意。

雖然我已身經百戰，但有時還是會因爲自己的成見而嚇一跳。很多時候，我會突然意識到，對於某人想要從頭薦骨療法得到什麼，我的猜想完全是錯誤的。根據案主的意圖來調整自己的意圖，是非常重要的一件事，這需要療癒師仔細地傾聽案主和自己的內在聲音。請記得：你把自己的手放在案主身上，是爲了幫助他們的內在智慧找到方法來舒緩疼痛或不適。你的工作不是要「修理」他們，那是案主自己的工作！

如果你知道該怎麼祈禱，你就會知道該如何設定意圖。有些人或許是某些禱告圈（prayer circle）的成員，這能提供很大的支持和幫助。有一些很棒的研究顯示，祈禱的效用非常大，可以帶來正面的結果。

意圖也可以是一些與療癒的職責有關的簡單陳述，像是我最近有個案主這麼說：

「我要清理肩膀疼痛的根源，而且當我們就此工作，我要對所有出現的狀況保持敞開。」作爲要把手放到別人身上的人，你可能會想要幫自己設定這樣的意圖：「我在這裡見證朋友的療癒過程，並且爲他提供愛的支持。我會注意自己透過雙手所獲得的感覺。」在講到頭薦骨療法的時候，約翰博士設定了偉大的意圖：「我們都要愛護彼此……這是我們達成轉化的方法。我們的雙手必須要有愛。」

頭薦骨療法有沒有效是由案主說了算，而不是療癒師！如果可以誠實地反省一下，看看自己對一起工作的案主抱持著什麼樣的想法，我們就能對於自己運用能量的方式獲得更好的了解。這會引出以下問題：我有扎根嗎？如果我沒有扎根，會發生什麼事？我有保持中立嗎？

藉著扎根並且盡量保持中立，如此一來，你才能注意自己碰觸的品質，並且維持你最初設定的意圖。

保持扎根和臨在當下的重要性

「保持扎根」是我們經常會聽到的說法，但很多時候我們對它的了解並不完整。我自己是透過身體的感受來了解它，如果我在這一刻對於自己的感受保持覺察，並且對於正在進行的事情、或是周圍發生的事情保持臨在，那麼我就處於扎根狀態。我主要是透過靜心練習，才越來越明白扎根究竟是什麼意思。在我知道如何扎根之前，面對任何不舒服的感受，我都會有種想要逃離的念頭。

當你扎根，你會覺得自在，覺得可以「安住」在自己的身體裡，就算是緊張的時候也一樣。如果沒有扎根，你會覺得不舒服或是缺乏存在感。我們周圍的許多人在某種程度上並沒有扎根，但是他們依然運作如常。不過如果要和某人面對面進行療癒，扎根就非常重要，這樣我們才能爲案主提供一個安全、穩定的當下。如果我們是接受療癒的人，扎根可以幫助我們更深刻地去感受自己的身體。

要更了解「扎根」這個概念，讓我們來看看極度沒有扎根是什麼狀況。你一定可以在記憶中找到某些情境，你的身體因爲不舒服或是尷尬而畏縮。在我們的語言中，有些說法專門用來描述這種感覺，像是「這件事讓我的腳趾頭捲起來」（It made my toes curl up）、「我想要從我的皮膚爬出去」（I wanted to crawl out of my skin）、或是「我只想溜之大吉」（I just wanted to run away）。這些說法都是當我們沒有扎根或是處於當下時會產生的反應——我們的身體變得緊繃，可能產生某種麻痺或是凍結的特性；也或者我們無法感覺身體，就好像我們已經離開身體，漂浮在我們身體之外的某個地方。

有個可以讓自己快速扎根的方法，就是去覺察自己的雙腳站在地板上的感覺，並且進行身體掃描，看看自己感覺如何。在我開始對案主進行評估之前，第一次把手放到案主身上的時候，我都會這麼做。有些療癒師有自己的儀式或習慣，來提醒自己要處於當下。我喜歡讓自己的雙腳接地氣，通常我會把鞋子脫掉，這樣我的腳就會有更多的感覺。我的瑜伽練習對於感覺自己的雙腳踩在地上這件事有很大的幫助，讓我可以注意我的重量在前後左右四個方位如何分布，或是注意腳跟麻麻的、脈動的感覺。這樣的覺知讓我可以扎根並且安住在自己的身體裡。

引導式的靜心練習可以幫助你進行身體掃描，深入覺知自己的內在世界究竟發生了什麼事。我自己對於身體掃描的偏好是從腳往上進行，不過請你無論如何都要試試不同的扎根方法，如果你想要，也可以多方面嘗試各種引導，這樣你就可以發現自己喜歡的方法。我在前文提到的蘇珊·史科洛克—杜蘭納的方法，對於發展出這樣的能力大有幫助。

當療癒繼續進行，你可以經常確認自己的狀況，問自己：「我是否有扎根？」如果沒有，在接著進行下去之前，就運用你發展出來的工具，重新與身體裡頭的安適感建立連結。

如果你小時候沒有學會扎根，它可能會變成一種習慣，你甚至會覺得這樣「很正常」。如果是這樣的話，你可能不知道扎根是什麼感覺，因此你一定要重新學習與自己的身體連結。接受頭薦骨療法是很棒的一個方法——每當你失去與身體的連結，不管是全然失去連結或是在特定的部位失去連結，一個有經驗的療癒師可以幫助你確認並且感覺這一點。在你打算爲某人施行頭薦骨療法之前，應該先學會讓自己的身體感到舒服與扎根。

身爲療癒師，沒有扎根可能會造成的潛在危險，就是在自己身上感覺到案主的症狀，這在我最初學習頭薦骨療法的時候發生過。在我上過一次課之後，我說服了一個朋友讓我在她身上練習。當我開始進行頭薦骨療法十步驟，她突然覺得頭很痛。她在大約十年前有一次摔下樓，造成嚴重的腦震盪，因此她開始擔心這樣的頭痛會繼續下去，就像以前摔下樓之後產生的頭痛一樣。我開始覺得驚慌失措——我當然希望她的疼痛消失，而不是變得更糟！我希望她擁有美好的頭薦骨療癒體驗，但這樣的希望反而是造成悲劇的原因：我失去了最初所設想、希望對她的過程保持開放的意圖，我沒有扎根，而且我沒有保持中立。我開始覺得好累，而且，猜猜看發生了什麼事……我也開始覺得頭好痛。總而言之，這次的療程最後變得混亂不堪。

當類似的事情發生，案主在離開以後可能會覺得好很多，無病無痛，但是療癒師卻會變得一團糟。不過在這樣的案例中，對於案主來說，症狀舒緩的感覺並不會持續很久，因爲眞正的改變並沒有發生。例如，我曾經爲一位新手頭薦骨療癒師施做，她經常會把案主的症狀攬在身上，甚至到了療程結束後她都會嘔吐的程度。要讓她重新恢復平衡花不了多久的時間，但是你知道，你不會希望這樣的事情發生在自己身上。

你可以問問自己這個問題，看看自己是不是個容易受影響的人：當你傾聽某個難過的朋友吐苦水，事後會不會覺得累，心情變得有點糟？如果會，保持扎根和中立的練習會對你有幫助。

我知道許多人都有察覺到這個現象，常常有人問我，我在一天快要結束的時候會不會覺得筋疲力竭？案主有時也會就自己表達出來的深度情緒向我道歉，無疑是擔心他們的情緒會對我產生某些負面的影響。當我們保持扎根、維持中立，我們在執行頭薦骨療法時就不會耗盡自己的力氣，也不會接收案主的症狀或情緒。

保持中立和不批判的態度

以下是一個好玩而且簡單的練習，讓你可以探索並深入去感覺什麼是「保持中立」。

和一個朋友面對面坐著，兩個人的膝蓋互相靠近，並且把你的雙手放在對方的膝蓋上。手就定位之後，在腦袋裡設定意圖，想著透過你的雙手把能量傳送到對方的身體。好好留意你把能量傳送過去有什麼感覺，請你的朋友也注意他自己的感受。你只需要做個幾分鐘，然後輕輕地把手從朋友身上拿開。

花一點時間分享你們兩人對這個練習的觀察。你對這個練習有什麼感覺？你的朋友有什麼感覺？這麼做舒服嗎？緊張嗎？溫暖嗎？運用你所有的感官來描述自己的感受。

現在，設定意圖，告訴自己要把能量抽離，然後把你的手再次放到朋友身上。保持這樣的意圖，練習個幾分鐘。在你把手拿開之後，花點時間討論你們的發現，給彼此回饋。

最後，再次把手放到朋友的膝蓋上，但是這一次要維持的意圖是「保持中立」，不要把能量傳送過去或抽離出來。當你這麼做的時候，檢視看看對方是否也覺得中立。停留在這裡，活動你的感官，好好地把自己調整到中立狀態。一旦你感覺到自己的雙手開始保持中立，改變意圖，這樣你的雙手就能爲你的朋友提供他在這個片刻所需要的支持。

請朋友給你回饋，檢視自己的狀況，確定自己沒有落入給予或拿取的模式，而是根據對方身體組織的需要做出適當的回應。保持扎根，並且保持中立。

你會訝異，這樣一個簡單的練習可以讓你學到很多事情。雖然我已經練習過非常多次，我還是很喜歡這個練習。我們總是可以再變得更加中立一些！

在你把雙手放到某個人身上施行頭薦骨療法之前，知道自己傾向於把能量送入對方身體、或是把能量從對方身體取出來是很重要的。在涉及到碰觸或是擁抱的情況，像是抱著小嬰兒或是在一群孩子身邊，這樣的訊息會很有幫助。

小孩有很好的感覺能力，可以知道某個人是否有扎根。當我們越扎根、越中立，小孩就會比較平靜。我之所以清楚地知道這一點，是因爲某天早上我和另外兩位育有雙胞胎的母親在一起，意思就是，我朋友家的客廳裡有六個十個月大的寶寶！那時房子裡突然出現巨大的聲響，所有的小寶寶都嚇了一跳，也包括邀我們到這裡來的那位母親。後來她有點不開心，因爲她的兩個寶寶立刻爬向我，坐在我的腿上。他們想要安撫自己，和我坐在一起可以讓他們覺得好過一點。

我注意到，每當我的兩個孩子不知道該怎麼面對某些事情，她們會把一隻手放在我的膝蓋上，與我建立身體的連結可以幫助她們調節神經系統。我已經練習扎根和保持中立許多年的時間，所以它們已經成了我的第二天性。每當我失去與自己的連結時，我都會很清楚地知道，因爲孩子們的行爲舉止會將這一點反映出來！這經常發生在我早上急著出門，開車載小孩去學校、然後自己去上班的時候，我的孩子會立刻知道，她們會開始鬧脾氣而且無法集中注意力。如果我沒有深呼吸並且重新扎根，監督她們穿好鞋、準備出門，這樣的狀況很快就會一發不可收拾。

約翰博士還強調了頭薦骨療法的另一個面向，這個面向也是我在接受阿瑪蘭・塔諾夫「探究程序」的基本面向，那就是「不批判」。不批判是中立的必要特質；它也和意圖有關，試著不要去對任何結果或是行爲感到執著，不要期望我們所愛之人接受我們的建議或是意見。

練習感覺頭薦骨韻律

現在你已經知道把雙手放在某個人身上時，在能量的層面上要注意哪些事情。你已經準備好實驗看看去感覺頭薦骨韻律。要記得頭薦骨韻律有兩個階段：擴張，你的雙手會在所有對稱的骨頭上感覺到能量轉出去的感覺；收縮，你的手會在這些骨頭上感覺到一種能量轉進來的感覺。（如果你想要重新回顧頭薦骨韻律是怎麼產生的，你可以在第一章和第二章知道更多細節。）

♥ ♥ ♥

請一位朋友在你面前躺好，我們從對方的雙腳開始：把你的雙手放在腳踝的上方，或是用你的雙手托住對方的腳跟。確定自己的姿勢沒有問題，這樣你才能放鬆，肩膀才能自然下沉。不管你是坐著或站著都沒有關係。

現在你的手正在碰觸朋友的雙腳，用意念設想頭薦骨韻律來到你的手裡。讓你的雙手保持輕盈、柔軟和放鬆，然後讓它開始工作。透過你的雙手在對方身上施加的壓力，最多就和一枚美金五分幣一樣重，約是五公克的力道。你可以把一枚硬幣放在手上，好好地感受一下這樣的觸感有多輕盈；感覺看看當你的手輕輕地、鬆鬆地拿著硬幣和緊抓著硬幣時，感覺有什麼不一樣。要記得那種輕鬆的感覺。

一開始，你可能只會感覺到一小部分的頭薦骨韻律，或是偶爾才會覺得雙手下面好像有什麼動作。如果你有這種感覺，那就是頭薦骨韻律。現在把你的手拿開，檢查一下身體當下的感受。你身體的某些地方可能變得緊繃，所以把壓力釋放出去，保持扎根，然後再把雙手重新放回朋友的腳上。這一次，把更多的注意力放在雙手感覺到的動向：這是擴張還是收縮？當頭薦骨韻律一路轉出去、停止、接著再轉進來，你可以跟上這個完整的循環嗎？

休息一下，放鬆且扎根。接著把手放到朋友的大腿上，再次感受頭薦骨韻律。注意你自己的感覺。

繼續以這種方式進行下去，由下往上移動，將你的手放在對稱的骨頭上：骨盆的兩側，肋骨、肩膀，以及頭部的兩側。傾聽肋骨是一大挑戰，因爲你可能會受到呼吸的動作所干擾。你也可能會注意到身體內部還有許多其他韻律，但是現在你要傾聽的是頭薦骨韻律，所以不要注意其他韻律，只要感覺頭薦骨韻律就好。

當你在這些部位練習、玩味頭薦骨韻律的感受，你就可以開始比較朋友身體左側和右側的頭薦骨韻律，感覺看看有沒有任何的不對稱。如果你感覺到某種障礙或是不對稱，你可以問問朋友關於這個部位的事情，或許這個地方有些疼痛或是以前曾經受過傷。

如果可以跟許多不同的人練習，那是再好不過了，因爲每個人的身體感覺起來都會有些不一樣。

讓人放鬆的靜止點

一旦你感受到頭薦骨韻律，你就可以開始嘗試「靜止點」。當頭薦骨韻律的收縮來到尾聲，它會暫停一下，這時如果你刻意讓它停止，就能夠誘發靜止點。靜止點可以讓案主變得放鬆，因爲它能夠鎭定神經系統，爲身體帶來自行修復的機會。對於任何可以自己從躺姿坐起來的人來說，這是一個相當安全的技巧；但是對於病得很重或是身體太過虛弱而無法自行起身的人來說，請不要在他們身上誘發靜止點。

請朋友仰躺著，將你的雙手放在腳踝上面或是腳跟下面，感覺頭薦骨韻律，跟著這樣的韻律多走個幾回合。接著跟隨頭薦骨韻律進入它的收縮期，當它要接著往外轉開始擴張的時候，讓你的雙手成爲一道屏障。這是一個非常微妙的動作，施行的時候力道要非常輕。不要用手去推或是轉動對方的身體；你要做的只是不允許手下的組織向外轉。你可以想像自己是一道牆或是一座山，當靜止點發生，你的手可能會有一種搖晃的感覺，你可能會感覺到雙手下面的組織向前、向下轉。

當身體不再試圖往內轉以進入收縮期，就撤除你的屏障。在靜止點的這段期間，你的手可以繼續放著，這可能會持續幾秒鐘或幾分鐘，你也可以把手拿開。頭薦骨韻律會自己重新啓動，所以你不必做任何事。你可能會發現在頭薦骨韻律重新開始之前，朋友會自發地、深深地吸一大口氣。

在靜止點的時候，把你的手繼續放著是很有趣的，因爲雖然頭薦骨韻律停止了，你仍可能會感覺到其他的動態、熱能、或是其他組織在你的雙手下面發出某些回應。當頭薦骨韻律再度回歸，看看它感覺起來如何。大部分的時候，你會注意到它變得更加開闊、更加有活力，你一開始感覺到的任何不對稱可能已經自行調整過來。你可以在身體的任何地方誘發靜止點——試著在朋友身上每個你曾經練習感受頭薦骨韻律的部位誘發靜止點。

要誘發靜止點，後腦杓，也就是枕骨，是一個特別有效的地方。這個技巧對於大多數人來說都很安全，但生重病的人除外。要特別注意的是，也不要在十歲以下的孩童身上施行，因爲他們該處的骨頭還沒接合成一整塊。（如果你無法得知自己孩子的枕骨是否已經接合，就不要在這裡誘發靜止點！）

要施行這個技巧，將你的雙手朝上，放在對方的後腦杓，讓你的兩根小指頭碰在一起。你的大拇指會在頭部外側稍微懸空，沒有碰到頭部。用你的手指頭和手掌感覺頭薦骨韻律，當你感覺到頭薦骨韻律擴張，一路跟隨它，接著製造一道溫和的、簡單的屏障，就像我前面提過的。多注意手掌內側的感受，從小指頭往外朝著中指延伸直到手掌。當你覺得頭薦骨韻律不再試著向內轉、進入收縮期，你的手就可以完全放鬆，直到它再度開始爲止。

你也可以透過靜止點誘發器在枕骨製造靜止點，這個道具是由高密度的泡棉製成，上面有兩個突起之處，你可以讓後腦杓躺在這兩個突出物的中間。當你躺上去，你的身體就會進入靜止點，並且在它準備好之後退出靜止點。你不用擔心自己會在那裡停留太久，因爲身體會自己進行調節。我通常會在靜止點誘發器上面躺個十分鐘，幫助我在忙礙的日子之後放鬆一下。我會感覺到壓力獲得舒緩，身體經常也會出現一些抽動，就像是快進入夢鄉時會出現的狀況。這樣的抽動讓我知道自己的神經系統正在重新啓動，讓自己重新恢復平衡。我最喜歡的一個姿勢就是瑜伽的「雙腳靠牆倒立式」，把腳放到牆上，並且將靜止點誘發器放在枕骨下方。

你不需要一個特製的靜止點誘發器。你可以將兩顆網球裝在襪子裡，中間打個結，這樣兩顆球中間就會拉開半吋的距離。它的效果也不錯，不過要小心家裡的毛小孩把它當成自己的玩具，而不是你的療癒工具！

你也可以在自己身上誘發靜止點。我最喜歡的一個做法是，坐著的時候把雙手放在大腿下面，接著跟隨自己的頭薦骨韻律幾個回合，然後才設立屏障，誘發靜止點。

七年前當我自己搭飛機到英國的時候曾經這麼做，效果非常好。當時飛機飛到一半，我們正在廣大的冰凍苔原上方，這時機艙出現一種強烈的、燒焦的塑膠味。飛機上沒有人談論這件事，但是我覺得自己的雙腳都嚇軟了。我的心臟跳得很快，大腦開始胡思亂想，想像各種糟糕的劇情，所以我決定在自己的大腿誘發靜止點。

就只是簡單地轉移大腦的注意力，把焦點放在自己的頭薦骨韻律，就讓我覺得好過一些。當我進入靜止點，我可以感受到自己的身體開始放鬆，而且我的腦袋不再忙著想像各種可能的災難故事。我心跳的速度降下來，自然地做了一次深呼吸。就在我覺得自己的腎上腺反應趨於緩和之後，有位空服員對機艙廣播，說明發生了什麼事，並且保證一切都在控制之中。我知道如果我沒有讓自己進入靜止點，我可能會在飛機上發難，而且會讓我在下飛機以後變得更累。

能量的走向

另外一個你可以在朋友身上嘗試的簡單技巧（也可以在自己身上試試看），稱爲「能量的走向」。要練習這個技巧，首先確定你自己處於扎根而且中立的狀態，身體也維持在某種舒服的姿勢，接著把手放到朋友身上不舒服的地方兩側。讓我們用肩膀作爲例子。

當你把手放到朋友肩膀的兩側，把你的手逐漸放軟，並且與對方肩膀的皮膚和組織交融在一起。接著想像你的手正在傾聽肩膀，問問它，該怎麼做才能對它有幫助。或許你可以將能量送過去，或者你也可以把某些能量帶走。要記得在你的身體裡保持扎根，對於任何發生的事情都保持臨在。你在那裡的目的是爲了支持這位朋友的內在智慧。

當你的雙手融入了對方的肩膀，留意任何你感覺到的變化：或許那裡會有溫暖的感覺、有些運動或是脈動。如果你感覺到運動，便用你的雙手跟隨它。和你的朋友確認一下，問問他對這樣的過程有何感覺——他有沒有注意到什麼事情？將你的手繼續放在那裡，你覺得要放多久都可以。我經常會問自己：這感覺起來像是我可以把手移開了嗎？當你覺得時間到了，慢慢地和組織斷開連結，把手從對方的身體移開。

我通常會在孩子跌倒或是受傷、有某些部位感到疼痛、或是生病的時候運用這個技巧。我會問她們：「你想來點頭薦骨療法嗎？」當她們眞的很痛，答案通常是

「想」。事實上，她們通常會不請自來。這個技巧也可以讓孩子們互相施做。蘇珊·科塔（Susan Cotta）寫了一本很棒的童書，書名是《讓你知道我在乎：讓孩子練習愛的碰觸》（*I Can Show You I Care: Compassionate Touch for Children*），書中描述孩子在受傷的時候要怎麼運用療癒性的碰觸和正面的意圖來互相支持。

要知道，你也可以把這個技巧運用在自己身上。我經常會運用這個技巧來舒緩每日的疼痛。你不用一直把雙手放在不舒服的地方。比如說，如果我得了鼻竇炎，我會把大拇指和食指放在鼻梁上，連結這裡的組織，把能量送進去。我會覺得壓力開始減少，當氣管打開的時候，就會聽到一些像是泡泡破掉的聲音。

我也會把一隻手握成杯狀，覆蓋在斜方肌的上半部，我的壓力經常累積在這裡；另一隻手則是放在另一側肩膀和頸部中間的位置，以這種方式來舒緩我的肩膀疼痛。我發現自己特別容易被某些地方吸引，像是食指下面或是手掌。我也會注意各種呼吸變化，允許身體其他部位有自己的動作。我總會感覺到某種寧靜和幸福感，而且在事後覺得我的雙手好像還在那個地方。

釋放下顎的壓力

要將頭薦骨療法運用在自己身上，另外還有一個非常有用的技巧，可以幫助你釋放下顎周圍肌肉的緊繃。我們每個人在某些時候都會注意到下巴變得有些緊繃，這是身體在面對危險時的自發反應：我們會咬緊牙關，繃緊起來以面對緊急狀況！

如果你知道自己會在夜裡咬牙或是磨牙，在你入睡之前、還有一早起床的時候，練習這個技巧會很有幫助。你多練習幾次以後，每當壓力在白天又悄悄地回來，你會變得更加有覺知，而且知道如何把它釋放掉。這會創造一個正面的循環，讓你有機會打破「咬緊牙關」的習慣。

把你的指腹放在下顎兩邊，找到牙齒和骨頭相遇的地方，那裡有個完美的、小小的突出之處，你可以把指腹放在上面——把你的指頭安放在這個位置上，讓手臂放鬆。接著，僅僅用意念想像你要把下巴往雙腳的方向帶，但不要眞的用你的手指去拉下巴，下巴周圍的肌肉非常敏感，而且要知道，如果你要指使它們該怎麼做，它們可是會抗拒的！讓你放鬆的、穩定的雙手，用它們自身的重量把下巴微微地往下帶就好。

對自己的感受保持好奇，慢慢來，注意釋放的時候身體有什麼感受。你會知道這個練習何時結束，因爲你的雙手會自然地離開下巴。

♥ ♥ ♥

我希望你覺得躍躍欲試，相信自己可以在家裡執行前文這些簡單但是有效的徒手療癒技巧。請記得：當你試驗這些技巧的時候，把你自己比較遊戲性的那一面召喚出來！對這些技巧太過嚴肅可能會讓你的身體變得緊張，這樣的話就沒有辦法爲任何人帶來益處了。

【結語】

為健康和療癒創造無限可能

我希望這本書對你有幫助，會讓你躍躍欲試，想要體驗頭薦骨療法的益處。希望在你朝著健康和幸福前行的路途上，它能爲你和你親愛的人提供指引。

這本書即將進入尾聲，我想要和你們再分享一些我和莉娜工作的經驗——莉娜是那個有類風溼性關節炎的六歲女孩，我在第六章談過她的案例。在我剛出社會的時候，我在兒科加護病房擔任物理治療師，但是我在那裡始終覺得不太自在，和同事也處不來，所以我開始質疑自己在那裡究竟要扮演什麼樣的角色。後來當我以頭薦骨療癒師的身分走進加護病房照顧莉娜，我突然發自內心地明白了自己存在的意義。所有的醫護人員都歡迎我、接納我。當我工作的時候，我們可以看到她的生命跡象獲得改善，對我來說，這是一種終極的證據，它證明頭薦骨療法眞的可以在任何環境下爲療癒的過程提供補充和支持。

更棒的是，莉娜的母親狄妮斯也因此獲得力量。我在她身上示範幾個頭薦骨技巧，教她如何扎根，還有如何在她的女兒身上誘發靜止點。狄妮斯和我都有一種繞了一大圈又回到原點的感覺：她是急診室的護士，跟我學習該怎麼把頭薦骨療法的技巧運用在生活中；我則是將過去數十年學到的頭薦骨技巧，整合到傳統醫學中最主流的場域。我們不只是在專業的層面上交流，我們的手和心都連在一起，用我們堅強的母親能量幫助年幼的莉娜度過生命的難關。

我想要以約翰博士說過的話來作爲這本書的結束，這些話在今天依然鼓舞著我：

在一切有效的療癒方法背後都藏著一個共同的祕密，它會引導病患踏上誠實、如實的自我發現之旅。沒有自我發現，自我療癒便無法開始或是持續下去。因爲唯有透過自我療癒——而不是治癒——病患才能獲得眞正的復原以及靈性上的成長。當一個人的自我意象和實相之間的距離越近，或許我們的自癒能力就會眞正變得無可限量。

根據我所有的學習和經驗，我相信我們身體裡的每個細胞都擁有某種智能、某種意識，這是一種超越我的感知的奧祕。在我最近接受的一次頭薦骨療程當中，我體驗到自己的能量身體，並且發現它是那麼浩瀚、無邊無際。我在我的身體裡感覺到、看到我們的注意力可以在微小的細胞內和寬廣的宇宙間穿梭，爲健康和療癒創造出無限的可能。就是這樣的覺知，讓我覺得頭薦骨療法那麼讓人振奮和充滿生命力，我希望它對你來說也是如此。

請將你學到的東西，跟你的朋友以及親愛的人分享。我將我的愛，從我的手和我的心傳送給你。

詞彙解釋

弧形定位法（arcing）：用來評估身體能量結位置的技巧。

表達通道（avenue of expression）：優普哲頭薦骨教學的用語，包括了口腔、喉嚨的內部、以及周圍與說話能力有關的各種組織。

融合（blending and melding）：將侵入感減到最少的一種碰觸方式，在這個過程中，療癒師允許、信任、接納任何來到手上的訊息。

細胞記憶（cellular memory）：這個理論認爲細胞有自己的生命體驗，而且會記得對它們產生影響的事件。

中樞神經系統（central nervous system, CNS）：大腦和脊髓。

腦脊髓液（cerebrospinal fluid, CSF）：將大腦和脊髓浸潤在其中的液體，它爲大腦和脊髓提供養分、緩衝震盪並且排除廢物。

全方位療癒計畫（comprehensive therapy program）：優普哲機構開設的療癒課程，參與者可以在爲期五天的團體工作中接受多人多手頭薦骨療法以及其他種類的療法。

連綿流動技巧（Continuum Movement）：一種探索身體在沒有受到任何規範限制時會如何移動的身體工作方法，利用呼吸和聲音來震動身體組織，並且鬆開緊繃的部位。

頭薦骨韻律（craniosacral rhythm, CSR）：腦脊髓液在流經整個頭薦骨系統時，會產生些微的流量變化所形成的律動。

頭薦骨系統（craniosacral system）：由中樞神經系統、腦脊髓液、容納腦脊髓液的腦膜、以及和這些腦膜相連的骨頭所構成。

顱骨（cranium）：頭骨的另一個說法。

硬脊膜（dura mater）：腦膜的外層，像是防水的容器將腦脊髓液包覆其中。

情緒糾結（emotional holding）：相關理論認爲，如果我們在某些重大生命事件發生的當下，無法全然地感受或體驗該事件所帶來的情緒或壓力，身體就會緊抓著這些東西不放。我們把它「保留」下來，等到以後有機會再來處理。

能量結（energy cyst）：身體將外來的、混亂的能量壓縮到一個密閉空間而造成的結果。物理性的、化學性的、或是情緒性的創傷，都有可能將這種混亂的能量引入身體。

收縮（extension）：在頭薦骨療法的語境中，這個詞彙是用來描述頭薦骨韻律轉入（內旋）的階段。

筋膜（fascia）：纖維狀、包含蛋白質的組織，它們具備不同程度的彈性，形成身體的內部結構，爲身體提供支撐。

擴張（flexion）：在頭薦骨療法的語境中，這個詞彙是用來描述頭薦骨韻律轉出（外旋）的階段。

扎根（grounded）：一種覺得自己存在於身體裡，並且與周遭環境保持連結的狀態；一種自在並「安住」於身體的感覺。

舌骨（hyoid）：位於喉嚨、形狀像馬蹄鐵的骨頭。

內在智慧（inner wisdom）：也可以稱爲「內在的外科醫師」（inner physician），這是約翰．優普哲博士創造的詞彙。這個詞彙說明我們的內在有個部分知道自己需要什麼才能獲得療癒。在頭薦骨療法中，案主的內在智慧是療程的指引，療癒師可以透過實際的對話、或是監測頭薦骨韻律的改變來與之溝通，並且獲得回答。

探究程序（Inquiry Process）：由阿瑪蘭．塔諾夫所發展出來的一種特別對話方式，藉著詢問和回答問題，幫助人們釐清自己在獲得成就的過程中有何障礙，以及爲了突破障礙，他們必須採取什麼行動或是學習什麼東西。

腦膜（meninges）：總共三層（硬脊膜、軟脊膜和蛛網膜）包覆著大腦和脊髓的薄膜。

口內治療（mouth work）：在口腔內部執行的各種頭薦骨技巧。

多人多手療程（multihands）：兩位或兩位以上的頭薦骨療癒師同時在一位案主身上工作。

中立（neutral）：一種不批判而富於療癒性的存在狀態。

枕骨（occiput）：頭部後側的骨頭。

觸診（palpation）：爲了療癒的目標而進行的碰觸，這麼做是爲了確認身體內部或能量場中特定部位的健康狀態。

搖晃和滑動（rock and glide）：頭薦骨療法的技巧之一，療癒師把一隻手放在案主的顱骨下面，另一隻手放在薦骨下面，運用頭薦骨韻律來強化硬脊膜的動能，並且釋放緊繃。

薦骨（sacrum）：在脊椎底部的一塊三角形骨頭。

關鍵偵測點（significance detector）：頭薦骨韻律自發性地完全停止，它的出現說明案主的身體正在發生某些療癒性的變化。

身體情緒釋放（SomatoEmotional Release, SER）：當療癒師雙手下面的組織開始產生回應與變化，身體的其他部位受到波及而產生相對的回應與變化之現象。案主在此時可能會、也可能不會感受到任何情緒。

蝶骨（sphenoid）：顱骨內部一塊蝴蝶形狀的骨頭；我們可以在顱骨感受到其翅膀的外緣結構。

靜止點（still point）：療癒師刻意地讓頭薦骨韻律停止。要誘發靜止點，療癒師可以跟隨頭薦骨系統收縮和擴張的韻律，在收縮期快要結束的時候，運用雙手輕輕地讓頭薦骨韻律停下來。身體在這時得以自我修復，並且清理受到限制或是運作不順暢的部位。

骨縫（sutures）：頭部各個骨頭之間的接縫或連結處。

頭薦骨十步驟（ten-step protocol）：優普哲機構傳授的技術程序，讓療癒師能夠以一種安全而溫和的方式來療癒案主的整個身體。

鬆開（unwinding）：用來療癒肢體上的阻塞或是能量結的一種方法，療癒師透過間接的手法，讓組織獲得自發性的釋放。

參考資源

我的網站：www.HealingBodyBalance.com

我的郵政信箱：P.O. Box 3502, Livermore, CA 94550

頭薦骨療法

www.upledger.com

這個網站提供了以下訊息：相關課程、如何尋找療癒師，以及「全方位療癒計畫」，包括「海豚頭薦骨療法」。你可以在網上訂購靜止點誘發器和約翰博士的各種著作。你也可以透過下列管道和他們聯絡：

國際優普哲機構（Upledger Institute International, Inc.）

11211 Prosperity Farms Rd., Suite D-325

Palm Beach Gardens, FL 33410

561-622-4334

800-233-5880（免付費電話）

561-622-4771（傳真）

www.ultimate-yu.com

在這個網站，你可以找到更多由芭芭拉・杭翠絲・特雷妮斯（Barbara Huntress Tresness）「海豚頭薦骨療法」的相關訊息。如果你想要購買她的《療癒慶典》（*Celebration of Healing*）DVD，可以透過以下方式與她聯絡：barb@ultimate-yu.com或是315-569-0584。

www.aboutfacehealing.com

這個網站提供了爲美國退伍軍人量身訂做的頭薦骨療法。

www.becalm.ca

你可以在這個網站訂購「寧靜球」（Becalm Ball），那是另一種靜止點誘發器。

連綿流動技巧

www.continuummovement.com

這個網站提供了課程訊息、各地的教師名單，以及官方推薦的影音和書籍資料。

荷立威克泳療（Halliwick Swimming）

www.halliwick.org.uk

如果你想知道「荷立威克理念」如何爲人們提供支持，特別是失能人士，讓他們在水裡體驗自由的感覺，請參考英國荷立威克泳療協會（Halliwick Association of Swimming Therapy）的網站。這個協會出版的《給失能人士的荷立威克泳療》（*Halliwick Swimming for Disabled People*）是一本實用的入門指導書籍。

瑜伽

www.specialyoga.org

這是「特殊兒童瑜伽課程」（Yoga for the Special Child）的官方網站。你可以在這裡找到教導特殊兒童瑜伽的師資課程、尋找各地的認證老師，並且購買索妮亞・蘇瑪（Sonia Sumar）的著作《特殊兒童瑜伽》（*Yoga for the Special Child*）。

www.bksiyengar.com

這是艾揚格瑜伽（Iyengar yoga）的官方網站。我推薦艾揚格寫的《艾揚格瑜伽》（*Yoga: The Path to Holistic Health*），書中提供了和瑜伽體位法相關的詳細訊息及照片。

唐納・莫以爾（Donald Moyer）的《瑜伽：喚醒內在身體》（*Yoga: Awakening the Inner Body*）。這本書是爲有經驗的瑜伽練習者而寫，如果想要針對特定的身體部位工作，書中提供了精確的細節。

珊蒂・布蘭（Sandy Blaine）的《電腦族瑜伽》（*Yoga for Computer Users*）和《健康膝蓋瑜伽》（*Yoga for Healthy Knees*）。這兩本書針對身體的特定需求，提供基礎的瑜伽體位練習方法，並且以照片爲輔助，對練習者提供了詳細的指示。

羅德尼・易（Rodney Yee）的《走向平衡》（*Moving Toward Balance*）。如果你希望開始規律的居家練習，這本書是非常好的指引，並且以照片爲輔助來說明體位法的動作序列。

故事和詩集

www.nancylevin.com

南西·拉文的《為生命寫詩》（*Writing for My Life...*）是一本美麗的詩集，靈感來自於她生命中某個充滿重大轉折的時期。南西的詩傳達了我們在談論療癒和轉化時那些難以言喻的東西，這本詩集的開場詩〈整個〉（whole）就是這樣一個作品。

www.clarissapinkolaestes.com

克萊麗莎·平蔻拉·埃思戴斯是一位備受讚譽的作家、詩人和心理分析師，你可以在這個網站上找到她的作品列表。我最推薦的是她的有聲書《危險的老女人》（*The Dangerous Old Woman*），以及實體書《與狼同奔的女人》（*Women Who Run With the Wolves*，也有出版有聲書）。

和能量相關的訊息

www.brucelipton.com

這是布魯斯．立普頓的網站，他是一名專業的細胞生物學家，也是世界公認的新生物學領導者。他的工作就像頭薦骨療法一樣，將目前的科學新知與能量的面向結合在一起，你可以在這個網站上找到他的書籍、CD、以及DVD的目錄。我向你推薦《信念的力量：新生物學給我們的啓示》（*The Biology of Belief*），它以淺顯易懂的方式，深入地介紹與細胞運作有關的知識。

www.valerievhunt.com

這是科學研究者薇樂莉．杭特的網站，她是生物能領域的開路先鋒。你可以在這個網站上找到她的研究和著作目錄。我向你推薦她的《無限心智》，如果你對她的研究和人類的生物能研究有興趣，書中有更詳細的資訊。

www.lynnemctaggart.com

琳恩·麥塔格特（Lynne McTaggart）是一位醫學及量子力學的研究者，致力於尋求科學和靈性之間的關聯。如果你想深入了解靈性療癒如何發生作用，她的《療癒場》（*The Field*）是一本很好看的書。

其他名人專家的作品推薦

韋恩·戴爾是世界知名的作家和自我成長領域的演說家，如果你對他近期的活動、書籍、CD和DVD有興趣，請參考他的網站：www.waynedyer.com，或是www.hayhouse.com。

蘇珊．史科洛克—杜蘭納是知名的頭薦骨療癒師，我在書裡有提到她的工作。如果你對她的CD、工作坊、還有她的著作《整個身體的臨在》（*Full Body Presence*）有興趣，請參考她的網站：www.healingfromthecore.com。

彼得．列文是「身體經驗療法」（SE）的專家，如果你想知道更多課程訊息、尋找身體經驗療法的療癒師、或是尋找彼得．列文的著作，請參考他的網站：www.traumahealing.com。

雪柔．李察森致力於教導社會大眾自我照護的重要性。她的著作《好好愛自己的藝術》就自我照護提供了清楚的步驟，這些步驟能夠支持我在第七章提出的想法。請參考她的網站，裡頭有她的演講以及出版訊息：www.cherylrichardson.com。

致謝

這本書能夠問世，最大的影響力來自約翰．優普哲博士（Dr. John Upledger）和韋恩．戴爾博士（Dr. Wayne Dyer），我要向他們獻上我的敬意。

二〇一二年三月，我參加了優普哲機構頭薦骨療法開業三十餘年的慶祝大會，會議的名稱叫作「硬脊膜之外」（Beyond the Dura）。現場有好幾位研究者以頭薦骨療法的開發者，也就是約翰．優普哲博士，以及他的終生成就爲報告題目。他是健康照護這一領域的先驅，爲整合複雜的醫學資訊投入了自己的生命，並且把它以一種容易了解與執行的形式回饋給社會大眾。他熱情地相信每個人都可以從頭薦骨療法獲益，而且我們都有能力執行這樣的工作。我坐在那裡，周圍是好幾百位有天賦的療癒師，他們都把自己工作的焦點聚集在幫助前來求助的案主從內在療癒自己。我覺得自己非常幸運，可以加入約翰博士所創建工作的訓練行列，成爲這個世代療癒師的一份子，繼續推動他的工作。

參加研討會的時候，我發現韋恩．戴爾博士就跟家人待在附近，因此我後來得以爲他施行幾次頭薦骨療法。在這幾次療程中，我發現對我影響最深的兩位老師有一些共同之處。和約翰博士一樣，韋恩在密西根底特律度過了貧困的童年，後來在自我賦能（self-empowerment）和靈性領域成爲一位具有前瞻性的思想家。而且就像約翰博士所做的一樣，韋恩吸收了許多複雜的資訊，並且把它們統整爲平易近人的知識。他們兩人都致力於幫助人們找到自己的力量，並且依照自己的願望來改變人生，希望每個人都能從這樣的工作中獲益。

韋恩，可以和你以及你的家人擁有如此美好的友誼與連結，我覺得十分感激。自從認識你，我的生命有了許多豐富而美好的改變。「謝謝你」三個字無法道盡我的心聲，但我還是要繼續把它說出來！

阿瑪蘭．塔諾夫（Amaran Tarnoff）是另外一位對我有著深刻影響的老師——謝謝你創造出那麼多充滿力量、足以改變生命的教導。

我也從摩多·阿彌利哆難陀摩伊（阿瑪）（Mata Amritanandamayi）（Amma）那裡獲益良多，她是我所見過最能激勵人心的人；她改變了我的生命。

謝謝總是爲我提供支持的優普哲機構，謝謝在這裡受訓的每一位療癒師，謝謝頭薦骨療法。謝謝我的老師提姆·哈頓（Tim Hutton）以及蘇珊·史科洛克－杜蘭納（Suzanne Scurlock-Durana），你們讓我知道優秀的療癒師看起來、聽起來、行動起來是什麼樣子。他們兩位，以及凱蘿·麥克萊倫（Carol McLellan），特別撥冗爲這本書提供了寶貴的意見。

我對我的朋友兼頭薦骨療法同事蘿賓·雪兒（Robyn Scherr）有著深深的感激，她是天賜的禮物，在這本書編輯的過程中提供支援，並且循循善誘地爲我的寫作技巧提供指導。沒有你，我無法寫出這本書，我的朋友！

謝謝麥可（Michael）、喬莉·古吉安（Jolie Goorjian）和馬雅（Maya）花時間閱讀書稿，並且以一種溫柔而關愛的方式，從案主的角度而不是從療癒師的角度來提供你們寶貴的見解。我還要謝謝蘿倫（Lauren）一絲不苟地對書稿進行校對，你是上天派來的天使。

沒有賀氏書屋（Hay House），這本書就不會存在。你們所有人對我來說都非常特別，給我許多啓發。自從認識你們之後，我的生命又開了好幾道門。我特別要謝謝路易絲（Louise）、雷德（Reid）、南希（Nancy）、史黛西（Stacey）、夏儂（Shannon）、以及克莉絲蒂（Christy）。

我要給我的母親溫蒂（Wendy）一個大大的感謝；我的公公吉姆（Jim）和婆婆希莉雅（Celia）；還有我的姊妹簡（Jane）和莎拉（Sara），她們和家人從海的另一邊爲我加油打氣。

我要衷心感謝我的神仙教母凱特（Kate）和她的丈夫吉姆（Jim），還有我的朋友們珍（Jen）、凱凱（Cat）和卡卡（Kat），以各種實際的方式支持我和我的家人度過寫書的階段。我要謝謝山谷蒙特梭利學校（Valley Montessori School）所有的教職員，這個學校爲我的孩子們提供了成長茁壯的環境，讓我在必須工作的時候可以靜下心來寫作本書。

我要謝謝我的朋友凱特和吉姆・科林（Kate and Jim Coughlin）創造了「都會瑜伽」（Downtown Yoga）的神聖空間，這個地方一直以來都是我的聖殿——Namaste。

謝謝我所有的朋友，你們在我的生命中出現得正是時候，並且付出你們的友誼和聰明才智：寶拉（Paola）、亞曼達（Amanda）、法利芭（Fariba）、凱特・M（Kate M）、黛安（Diane）、蘿莉（Lori）、多娜（Donna）、皮普（Pip）、潔西卡（Jessica）、尼爾（Neal）、黛博拉（Debra）、葛瑞格（Greg）、珍妮佛（Jennifer）、海瑟（Heather）、愛咪（Amy）和卡雅（Katja）。

謝謝所有案主的支持和加油，你們給了我寫作的動力。謝謝許多案主花時間爲這本書寫下自己進行療癒的心得。

謝謝多人多手頭薦骨小組的姊妹們：凱希．蘿倫茲（Kathy Lorenz）、莎拉．伍達德（Sarah Woodard）、愛麗絲．拉托夫斯基（Iris Ratowsky）、崔夏．珮里西（Trisha Parish）、奇塔．藍尼斯（Cheeta Llanes）、以及蘿賓．雪兒成爲我的後盾，謝謝你們！

謝謝我的游泳教練：黛安（Diane）、雅德莉安娜（Adrianna）、艾力克斯（Alex）和珍妮（Genii），以及所有一起游泳的夥伴，你們讓我神智清明！

最後，當然也很重要，我要謝謝我的丈夫安迪（Andy）！他在我追尋夢想的路途上一直支持著我，這本書就是我的夢想。就像頭薦骨療法的體驗一樣，文字無法道盡我的心意。我對你深深的愛和感激難以言喻。

國家圖書館出版品預行編目（CIP）資料

頭薦骨療癒書：從我的手，將光和愛傳送給你/凱特．麥金農(Kate Mackinnon)著；王君丰，張佳棻譯. -- 二版. -- 新北市：橡實文化出版：大雁出版基地發行，2024.02
面； 公分
譯自：From my hands and heart : achieving health and balance with craniosacral therapy.
ISBN 978-626-7313-87-9(平裝)
1.CST: 骨療法 2.CST: 自然療法
418.995 112021506

BH0051R

頭薦骨療癒書：
從我的手，將光和愛傳送給你
From My Hands and Heart: Achieving Health and Balance with Craniosacral Therapy

本書的練習是專門為了促進健康而設計，但不意味這些療法可以取代正統醫學，如果您對健康狀況有疑慮，請諮詢專業醫師的協助。

作　　者　凱特．麥金農（Kate Mackinnon）
譯　　者　王君丰（第一至四章）、張佳棻（第五至八章）
責任編輯　田哲榮
協力編輯　劉芸蓁
封面設計　斐類設計
內頁構成　歐陽碧智
校　　對　蔡昊恩

發 行 人　蘇拾平
總 編 輯　于芝峰
副總編輯　田哲榮
業務發行　王綬晨、邱紹溢、劉文雅
行銷企劃　陳詩婷
出　　版　橡實文化 ACORN Publishing
231030新北市新店區北新路三段207-3號5樓
電話：（02）8913-1005　傳真：（02）8913-1056
網址：www.acornbooks.com.tw
E-mail信箱：acorn@andbooks.com.tw
發　　行　大雁出版基地
231030新北市新店區北新路三段207-3號5樓
電話：（02）8913-1005　傳真：（02）8913-1056
讀者服務信箱：andbooks@andbooks.com.tw
劃撥帳號：19983379　戶名：大雁文化事業股份有限公司

印　　刷　中原造像股份有限公司
二版一刷　2024年2月

定　　價　480元
I S B N　978-626-7313-87-9